Kursbuch
Darmkrebs

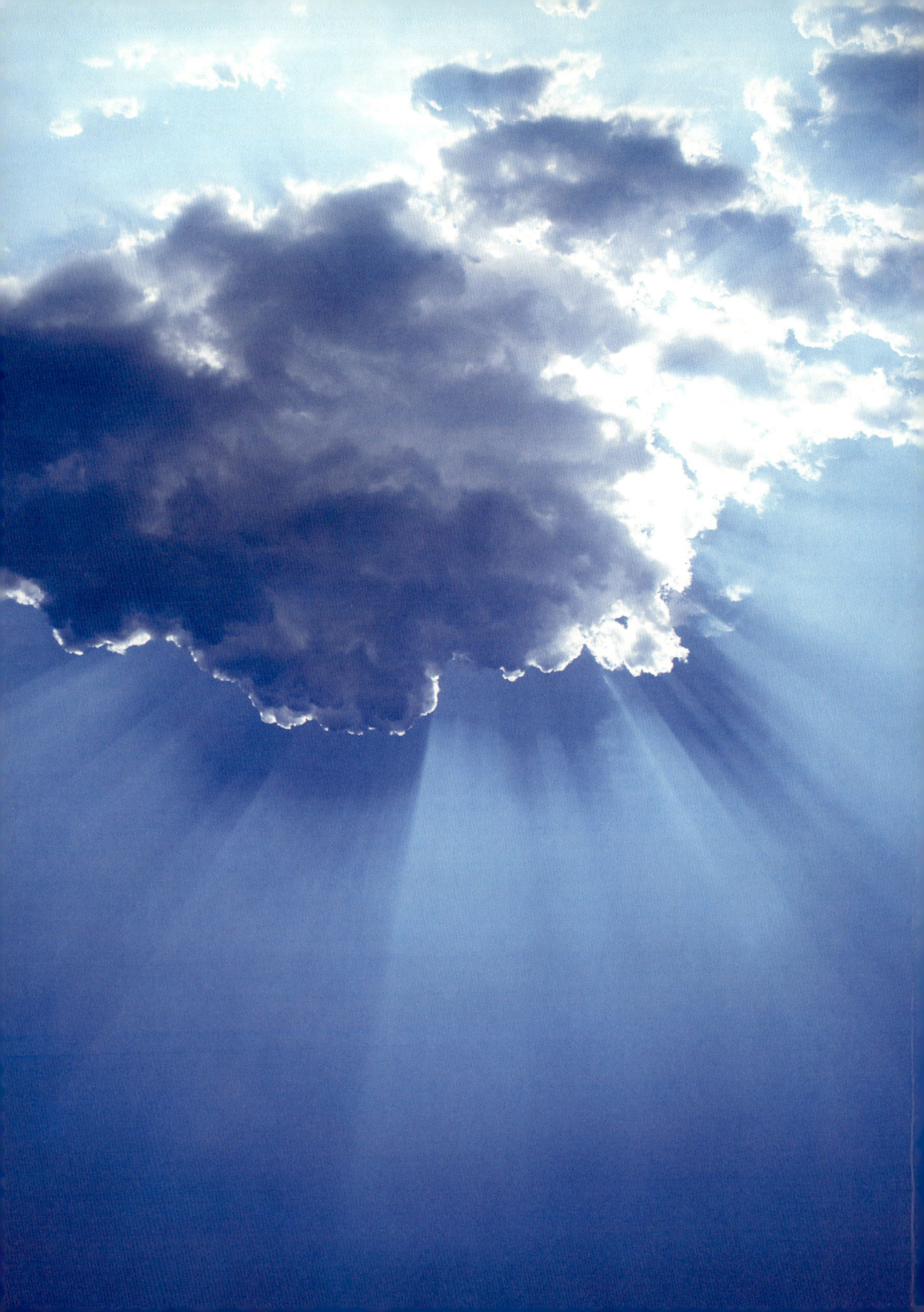

Prof. Dr. med. Ernst-Dietrich Kreuser
Katrin Würdinger

Kursbuch Darmkrebs

Vermeiden – Behandeln – Heilen

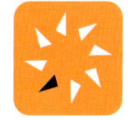

INHALT

Vorwort 10
Warum wurde dieses Buch geschrieben? 11

Basiswissen Darmkrebs   12

Häufigkeit von Darmkrebs 13
Eine wahre Volkskrankheit 13
Gute Heilungschancen 14

Aufbau und Funktion der Verdauungsorgane 14
Der Weg der Nahrung durch den Körper 15

Ursachen von Darmkrebs 16
Ungesunde Lebensgewohnheiten 17
Familiäre Krebsveranlagung 18
Chronisch-entzündliche Darmerkrankungen 18

Entstehung von Darmkrebs 19
Warum und wie bildet sich ein Tumor? 19
Funkverbindungen in der Krebszelle 20
Braucht ein Tumor eigene Gefäße? 21
Wann setzt ein Primärtumor Metastasen? 22
Was sind schlafende Tumorzellen? 22

Immunsystem und Darmkrebs 23

Krebstherapie und klinische Studien 24

Prävention von Darmkrebs   26

Darmkrebs kann vermieden werden! 27
»Darmgesund« leben 27
Reichlich Gemüse und Obst 28

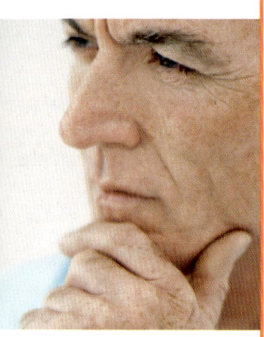

Wer sich frühzeitig über Darmkrebs informiert, kann länger leben!

INHALT

Die Früherkennung ... 30

Hämoccult-Test® ... 30
Untersuchung der DNS im Stuhl ... 30
Sigmoidoskopie (Teildarmspiegelung) ... 31
Koloskopie (Gesamtdarmspiegelung) ... 31
Radiologische Verfahren ... 32

Darmkrebs-Risikogruppen ... 33

Verwandte von Krebspatienten ... 33
Familien mit erblichem Darmkrebs ... 34
Chronisch-entzündliche Darmerkrankungen ... 39

Diagnose Darmkrebs 40

So wird Darmkrebs festgestellt ... 41

Symptome ... 41
Untersuchungsmethoden ... 41
Wo entsteht Darmkrebs am häufigsten? ... 43
Wie wird Darmkrebs bewiesen? ... 43
Tumormarker – Hinweis für Krebswachstum ... 44

Die Behandlung von Darmkrebs 47

Operation bei Darmkrebs ... 47

TNM-Klassifikation und Krebsstadium ... 47
Operationsverfahren beim Kolonkarzinom ... 48
Operationsmethoden beim Mastdarmkrebs ... 50
Der künstliche Darmausgang ... 54
Die weitere Therapieplanung ... 54

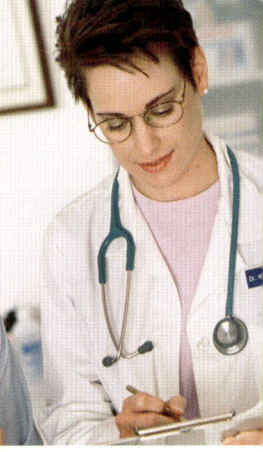

Informieren Sie sich bei Ihrem Arzt oder Ihrer Ärztin genau über die Untersuchungsmethoden bei Darmkrebsverdacht.

INHALT

Adjuvante/neoadjuvante Chemo- und Immuntherapie, Bestrahlung ... 56
Adjuvante Chemo- und Strahlentherapie bei Darmkrebs ... 57
Adjuvante Chemotherapie beim Kolonkarzinom ... 57
Adjuvante Chemo- und Strahlentherapie beim Rektumkarzinom ... 58
Neoadjuvante Chemo- und Strahlentherapie beim Rektumkarzinom ... 59

Therapien bei Fernmetastasen ... 59
Palliative Chemo-Immuntherapie ... 60
Regionale Chemotherapie ... 64
Bestrahlung ... 64
Operative Maßnahmen bei Metastasen in Leber, Lunge, Gehirn ... 65
Interventionelle Therapieverfahren ... 66
Anlage eines Ports oder Hickman-Katheters ... 67

Evaluation in der Krebstherapie ... 68
Bewertung des Erfolgs der Tumortherapie ... 69
Messbare Tumorparameter ... 69
Evaluierbare Tumorparameter ... 71
Beurteilung der Leistungsfähigkeit ... 71

Supportive Therapie ... 73
Übelkeit muss nicht sein! ... 74
Durchfall – frühzeitig behandeln! ... 76
Das Hand-Fuß-Syndrom vermeiden ... 76
Schleimhautentzündungen behandeln ... 77
Blutbildveränderungen früh erkennen ... 78
Fatigue-Syndrom – Erkennen ist das Wichtigste! ... 79
Mangelernährung behandeln ... 80

Effektive Schmerztherapie ... 82
Die Schmerzbekämpfung ... 83

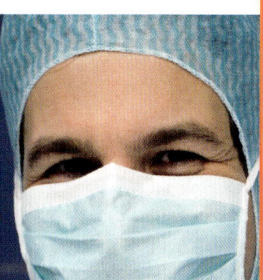

Vertrauen ist ein wichtiger Teil des Behandlungserfolgs.

INHALT

Schmerzmedikamente	81
Wie funktioniert ein Schmerzpflaster?	85
Welche Medikamente zusätzlich?	85

Mit psychischen Belastungen bei Krebs umgehen — 86

Lebensqualität – was ist das? — 87

Coping – aktive Krankheitsverarbeitung	87
Messung der Lebensqualität – warum ist sie so wichtig?	86
Nicht nur der Körper, auch die Seele leidet	89
Wie kann man seelische Belastungen erkennen und behandeln?	90
Gespräche	92
Aufklärung	92
Entspannungstechniken	93
Autogenes Training	93
Progressive Muskelrelaxation	94
Kunst- und Gestaltungstherapie	94
Verhaltenstherapie	95

Alternative und komplementäre Therapie — 96

Sind »alternative« Krebstherapien sinnvoll? — 97

Motive für alternative Krebstherapien	97
Misteltherapie	98
Thymuspräparate	99
Orthomolare und zytoplasmatische Therapie	100
Enzymtherapien	101
»Krebsdiäten«	101

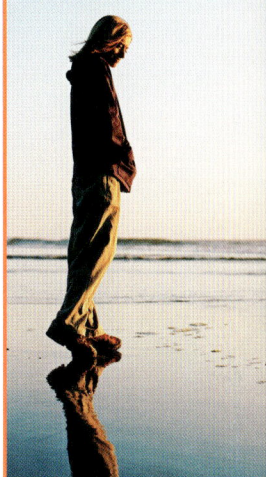

Lebensqualität setzt sich zusammen aus körperlichem Wohlbefinden, seelischer Ausgeglichenheit, sozialer Geborgenheit und geistigen Kraftquellen.

INHALT

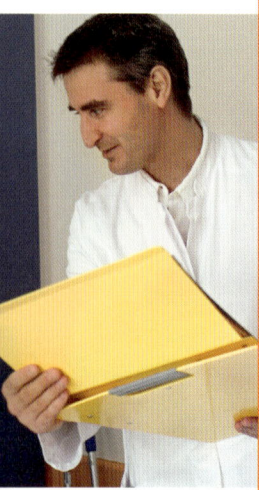

Ihr Arzt gibt Ihnen exakte Nachsorge-empfehlungen bei Kolon- und Rektumkarzinom.

Nachsorge bei Darmkrebs — 102

Den Rückfall frühzeitig erkennen 103
Die »magischen« fünf Jahre................... 103
Tumorstadium I 103
Tumorstadium II und III...................... 104

Soziale Hilfen und Patientenrechte — 106

Sozialleistungen........................ 107
Zuzahlungen 107
Fahrtkosten 107
Häusliche Pflege – wie funktioniert das?............ 107
Haushaltshilfe............................. 108
Was versteht man unter Hilfs- und Heilmitteln? 108
Belastungsgrenzen 109
Wie lange bekomme ich Krankengeld? 109
Hilfe zum Lebensunterhalt/in besonderen Lebenslagen....... 110
Wann ist Rehabilitation sinnvoll?................ 110
Wie kann ich ins Berufsleben wiedereingegliedert werden?............... 111
Was ist Berufs- und Erwerbsunfähigkeit?............ 112
Wann erhalte ich Erwerbs- und Berufsunfähigkeitsrente? 112
Gibt es Rente auf Zeit?....................... 113
Unterschiedliche Pflegestufen und Leistungen 113
Was noch zu beachten ist 114
Wann ist ein Antrag nach dem Schwerbehinderten-gesetz sinnvoll? 115
Härtefonds der Deutschen Krebshilfe 117

Patientenrechte – wozu brauchen wir sie?........ 117
Behandlung............................... 118
Qualität.................................. 119

INHALT

Einwilligung. 119
Information und Kommunikation 119
Psychoonkologie 120
Patientenkompetenz und Mitverantwortung 121
Palliativmedizin 121
Patientenverfügung und Betreuungsrecht. 122
Behandlungsfehler 123

Internet, Expertenrat, Lexikon der Fachbegriffe 124

Das Internet optimal nutzen. 125
Empfehlenswerte Internetadressen 126
Allgemeine Informationen. 126
Alternative und komplementäre Krebstherapie 127
Epidemiologie. 127
Ernährung 127
Früherkennung. 127
Rechte 128
Stomaträger 128
Studien 128
Zentren für familiären Darmkrebs. 128

Experten geben Antwort 129
Tumorzentren 130
Ländergesellschaften (LG) der
Deutschen Krebsgesellschaft e.V.. 134

Kleines Lexikon der Fachbegriffe 136
Literatur 152
Danksagung 154
Register 156
Über dieses Buch/Impressum 159

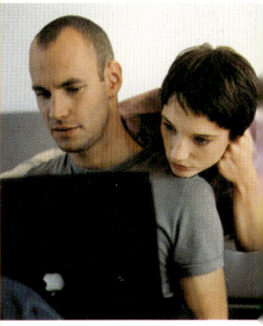

Ab Seite 124 finden sich zahlreiche weiterführende Informationen für Krebspatienten und deren Angehörige.

Vorwort

Darmkrebs ist in Deutschland eine der häufigsten Krebsarten. Eine fortschrittliche Krebsmedizin über die gesamte Versorgungskette – von der Früherkennung über Diagnostik und Behandlung bis hin zur Rehabilitation und Palliativmedizin – ist ohne Aufklärung und aktive Einbeziehung der Patienten nicht zu erreichen. Gerade in der Krebsmedizin kann nur ein aufgeklärter und gut informierter Patient ein echter Partner des behandelnden Arztes werden. Ein modernes Arzt-Patienten-Verhältnis begründet sich nicht mehr in einem überholten paternalistischen Modell, sondern setzt eine gleichberechtigte, auf Vertrauen und Respekt begründete Beziehung voraus. Mut zur Eigenverantwortung und zum kritischen Nachfragen auf Seiten der Betroffenen und eine einfühlsame, partnerschaftliche Begleitung auf Seiten der Ärzte sind die entscheidenden Voraussetzungen für eine heilsame Krebsmedizin.

Die Deutsche Krebsgesellschaft sieht sich dieser zukunftsorientierten Philosophie der Krebsmedizin verpflichtet und setzt sich auf allen Ebenen dafür ein, dass diese Vorstellungen in der Praxis umgesetzt werden. Die Herausforderung Krebs kann sowohl für den einzelnen Patienten wie auch für unsere Gesellschaft nur gemeinsam in einem engen Dialog zwischen Medizin und den Patienten und auch deren Angehörigen gelöst werden.

Deutsche Krebsgesellschaft e.V.

Engagiert in Forschung und Vorsorge: die Deutsche Krebsgesellschaft e. V.

Die Deutsche Krebsgesellschaft begrüßte außerordentlich das Engagement der Autoren, ein Kursbuch Darmkrebs anzubieten. Ein Kursbuch hat die Aufgabe, Zeitplanung und Richtung einer Reise zu bestimmen, damit man gut am Ziel ankommt. In der Krebsmedizin ist diese Methode vorzüglich dazu geeignet, verunsicherten und verängstigten Menschen einen optimalen Weg aus der und durch die Krankheit zu weisen. Wir wünschen Ihnen viele wertvolle und hilfreiche Informationen und Erkenntnisse beim Lesen dieses innovativen Ratgebers.

Prof. Dr. Michael Bamberg, Präsident der Deutschen Krebsgesellschaft

Warum wurde dieses Buch geschrieben?

Krebserkrankungen des Darms sind in Deutschland bei Frauen und Männern die zweithäufigsten krebsbedingten Todesursachen. Jährlich erkranken 67 000 Menschen an Darmkrebs. Trotz neuer Operationstechniken, wirkungsvoller Chemotherapie, Immuntherapie und Bestrahlung sterben immer noch etwa 30 000 Menschen pro Jahr an dieser Erkrankung. Das müsste aber nicht sein! Durch einen gesünderen Lebensstil mit vollwertiger Ernährung, regelmäßiger sportlicher Aktivität, wenig Alkohol und einem normalen Körpergewicht könnte Darmkrebs überhaupt vermieden werden. Auch könnten durch regelmäßige Vorsorgeuntersuchungen bei allen über 50-Jährigen mit dem Test auf Blut im Stuhl und mit der Darmspiegelung Frühstadien von Darmkrebs erkannt werden. Aber leider gehen noch viel zu wenige zu Vorsorgeuntersuchungen, weil sie zu wenig aufgeklärt sind und deshalb Angst haben.

Dieses erste Lehr- und Lernbuch für »Noch«-Gesunde, Patienten und Angehörige war schon lange fällig: Die Schere zwischen wissenschaftlichem Fortschritt, medizinischem Wissen über Vermeidung, Früherkennung, Behandlung und Heilung von Darmkrebs und der Verantwortung für unsere eigene Gesundheit geht immer weiter auseinander. Obwohl wir wissen, dass durch die vorsorgliche Darmspiegelung Darmkrebs bei den meisten Menschen vermieden oder sehr früh erkannt werden könnte, gehen derzeit nur 2 % (!) zu dieser Vorsorge. Obwohl wir wissen, dass durch gesunde Ernährung mit täglich reichlich Gemüse, Obst, Vollkorn- und Milchprodukten, verbunden mit sportlicher Aktivität, Darmkrebs gänzlich vermieden werden könnte, ernähren sich 70 % der Deutschen ungesund. Obwohl wir wissen, dass es viele Darmkrebsfamilien gibt, die ein hohes Risiko haben, schicken wir unsere Kinder nicht zur ärztlichen Beratung. Warum? Ein Hauptgrund liegt darin, dass es den Ärzten bislang nicht gelungen ist, all unser Wissen über Darmkrebs »Noch«-Gesunden und Patienten in verständlicher Sprache zu vermitteln. Dazu soll dieses erste Lehr- und Lernbuch beitragen.

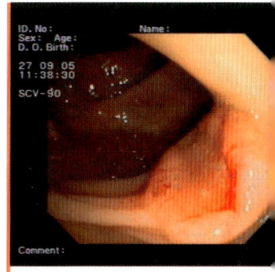

Bei einer Darmspiegelung entdeckter Darmkrebs. Wer sich frühzeitig informiert, kann länger leben!

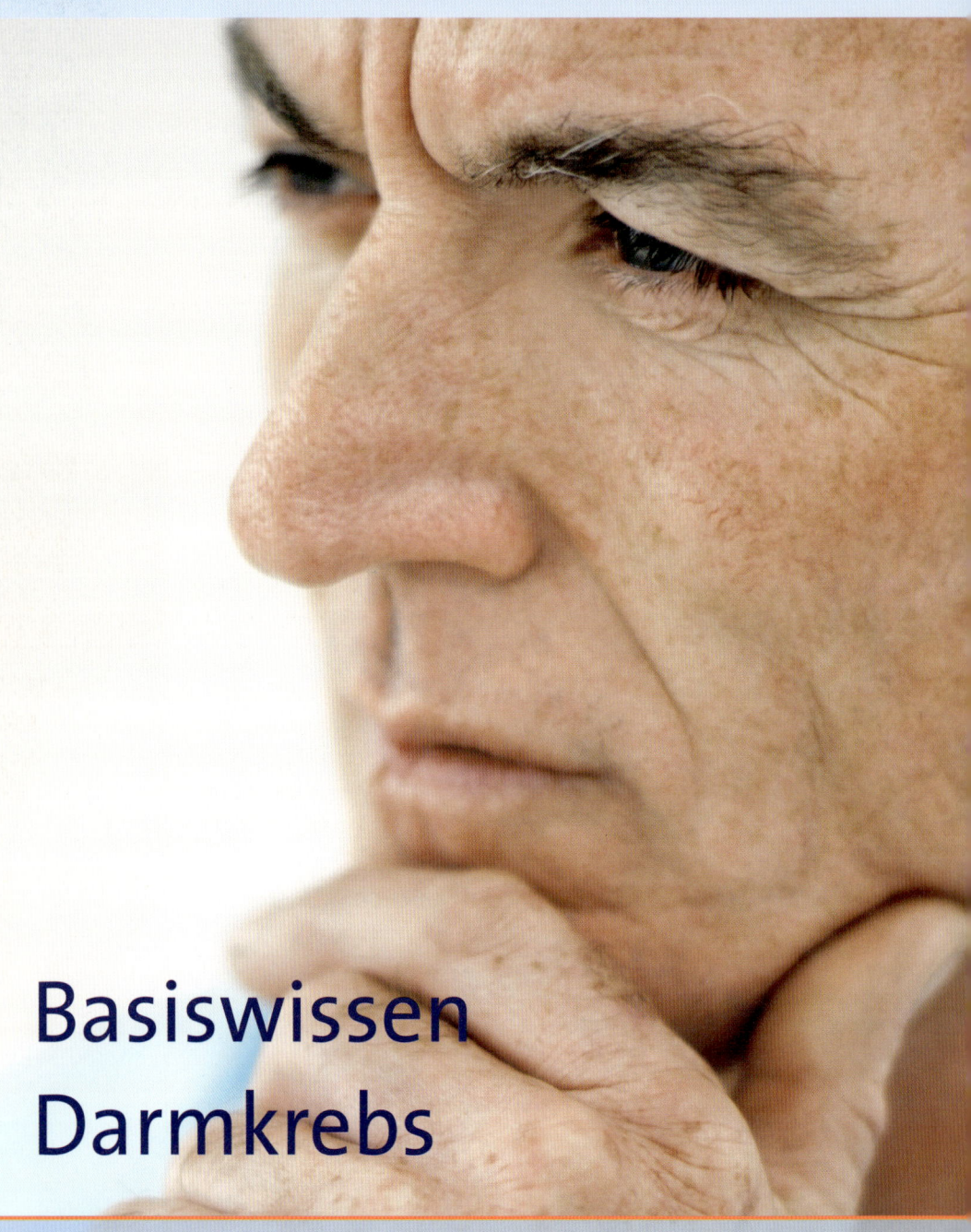

Basiswissen Darmkrebs

Ursachen, Symptome, Verlauf

Häufigkeit von Darmkrebs

Krebserkrankungen des Darms zählen in Europa und den USA zu den häufigsten Tumorerkrankungen. Obwohl die Häufigkeit weiterhin zunimmt, sterben heute nicht mehr so viele Patienten daran – Folge der Früherkennung, der besseren Diagnostik und der erfolgreicheren Behandlungen. Weltweit erkranken jährlich 810 000 Patienten an Darm- und Mastdarmkarzinomen. Da Darmkrebs sehr viel häufiger in Europa und den USA auftritt, jedoch seltener in Afrika oder Indien, ist er eine klassische Zivilisationserkrankung. In Entwicklungsländern mit vegetarischer Ernährung kommt das kolorektale Karzinom nur selten vor, was darauf hinweist, dass die Ernährung bei der Entstehung dieser Erkrankung eine entscheidende Rolle spielt. Leider ist in Deutschland im Vergleich zu Griechenland, Italien und Spanien die Neuerkrankungsrate sehr viel höher, was auf die fehlende mediterrane Ernährung und die mangelnde sportliche Aktivität in Deutschland zurückzuführen ist.

Eine wahre Volkskrankheit

In Deutschland treten ca. 67 000 Neuerkrankungen pro Jahr auf, wobei trotz aller ärztlicher Bemühungen die Hälfte der Betroffenen an Darmkrebs stirbt. Ab dem 50. Lebensjahr nimmt die Häufigkeit stark zu, weshalb besonders Menschen ab 50 jährliche Stuhluntersuchungen auf okkultes (nicht sichtbares) Blut durchführen lassen sollten. Die von den Kassen bezahlte komplette Darmspiegelung sollte ab 55 durchgeführt werden, sofern kein gesteigertes familiäres Risiko vorliegt. Bei unauffälligem Befund wäre die Wiederholung nach zehn Jahren anzuraten. Die Wirksamkeit der Vermeidung von Darmkarzinomen durch richtige Ernährung und sportlichen Lebensstil sowie Früherkennungsmaßnahmen, wie okkultes Blut im Stuhl und Darmspiegelungen, sind unumstritten. Wenn alle Menschen motiviert werden könnten, diese Maßnahmen in ihrem Leben umzusetzen, müsste es sogar möglich sein, Darmkrebs rechtzeitig zu erkennen bzw. nahezu völlig zu vermeiden.

> Darmkrebs kommt auf der Welt unterschiedlich häufig vor, was auf die unterschiedlichen Ernährungsgewohnheiten und den unterschiedlichen Lebensstil zurückzuführen ist.

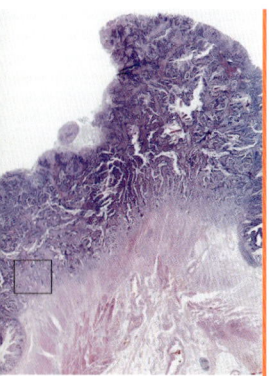

Histologie eines Dickdarmkarzinoms mit Infiltration bis in die Muskulatur

Gute Heilungschancen

Ist eine Darmkrebserkrankung aufgetreten, muss in der Regel zuerst ein Teil des Darms mit dem Tumor und den Lymphknoten entfernt werden. Häufig bedeutet die Operation die endgültige Heilung. Die weitere Behandlung hängt von der Eindringtiefe des Tumors, vom Befall der Lymphknoten oder dem Vorhandensein von Fernmetastasen ab (TNM-Klassifikation). Oft kann eine zusätzliche Chemo- und/oder Strahlentherapie die Prognose durch das Abtöten von schlafenden Tumorzellen in den Lymphknoten oder anderen Organen entscheidend verbessern. Viele Patienten, die sich einer solchen Chemo- bzw. Strahlentherapie unterzogen haben, sind ebenfalls geheilt. Dennoch kann die Erkrankung wieder auftreten, vor allem in den ersten fünf Jahren, weshalb in diesem Zeitraum regelmäßige Nachsorgeuntersuchungen nötig sind, damit frühzeitig ein Rückfall oder Absiedelungen in anderen Organen erkannt werden. Im Gegensatz zu anderen Tumorerkrankungen können Patienten, bei denen fünf Jahre nach der Operation keine Metastasen aufgetreten sind, meist als geheilt gelten. Treten dennoch Absiedelungen in anderen Organen, häufig in der Leber oder der Lunge auf, kann durch sinnvolle Chemo-, Immuntherapie und Bestrahlung die Lebensqualität erhalten und das Leben um viele Jahre verlängert werden.

Aufbau und Funktion der Verdauungsorgane

Um den Stoff- und Energiebedarf des Körpers zu decken, wird die dem Organismus zugeführte Nahrung geschluckt und im Magen-Darm-Trakt verdaut. Anschließend müssen die Nahrungsbestandteile aus dem Darm in das Blut aufgenommen werden. Feste Nahrungsmittel werden zuvor mit den Zähnen zerkaut, wobei der Bissen auch mit Speichel aus den Speicheldrüsen gemischt wird. Beim Schlucken gelangt der Speisebrei durch die Speiseröhre in den Magen, wo der Magensaft zuge-

AUFBAU UND FUNKTION DER VERDAUUNGSORGANE

mischt wird. Im anschließenden Zwölffingerdarm gelangen zusätzlich Galle und Pankreassaft in den Speisebrei. Die Passage durch den Hauptteil des Dünn- und des Dickdarms dient der weiteren Aufschließung der Nahrungsstoffe, der Resorption ihrer Spaltprodukte, der Vitamine und der Mineralstoffe und außerdem der Eindickung des Speisebreis durch Wasserentzug. Im S-förmigen Dickdarm und Mastdarm entsteht erst der Stuhl.

Der Weg der Nahrung durch den Körper

Die dreischichtige Muskulatur des Magen-Darm-Trakts dient der Durchmischung und dem Weitertransport des Darminhalts. Die Passagezeit, also diejenige Zeit, die die Nahrung von der Aufnahme bis zur Darmentleerung braucht, hängt stark von der Nahrungszusammensetzung ab und kann 30 bis 120 Stunden dauern.

Während der Dünndarm etwa drei Meter Länge besitzt, entstehen dort Krebserkrankungen äußerst selten. Der Dickdarm ist nur etwa 1,3 Meter lang und der Mastdarm nur 20 Zentimeter; jedoch entstehen in diesem Teil des Verdauungstrakts Adenome und Polypen, die – werden sie nicht erkannt und abgetragen – nahezu immer zu Darmkrebs führen.

Der Darmausgang ist in Folge mehrerer Mechanismen normalerweise verschlossen. Wird der obere Mastdarm zunehmend mit Darminhalt gefüllt, werden dort Druckrezeptoren erregt, was den Stuhldrang auslöst. Wird ihm nachgegeben, kommt es zur Stuhlentleerung. Die

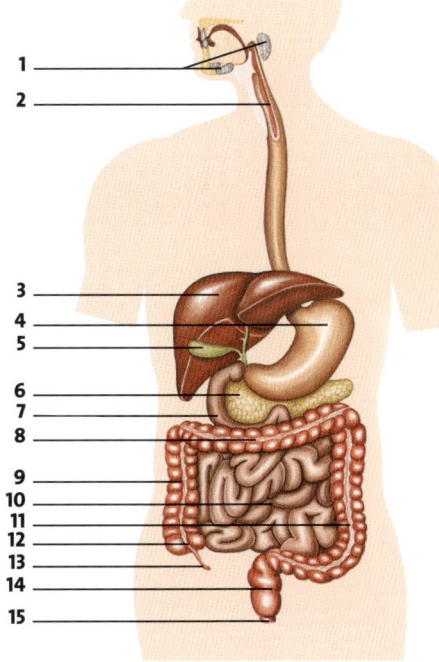

Der Verdauungsapparat des Menschen:
(1) Speicheldrüsen (2) Speiseröhre (3) Leber
(4) Magen (5) Gallenblase (6) Bauchspeicheldrüse (7) Zwölffingerdarm (8) Querdarm
(9) Aufsteigender Dickdarm (10) Dünndarm
(11) Absteigender Dickdarm (12) Blinddarm
(13) Wurmfortsatz (14) Mastdarm (15) Anus

Stuhlfrequenz (dreimal täglich bis dreimal pro Woche) ist abhängig von der aufgenommenen Menge an unverdaulichen Ballaststoffen (Getreide, Gemüse und Obst). Zu häufige Entleerungen eines dünnflüssigen Stuhls werden als Durchfall bezeichnet; die zu seltene Stuhlentleerung wird Verstopfung oder Obstipation genannt. Sowohl Durchfall als auch Obstipation oder diese beiden Vorgänge im Wechsel können Hinweise für eine Darmkrebserkrankung sein – ebenso wie nicht erklärte Blähungen oder Blut im Stuhl. Der Stuhl (Faeces) besteht zu ca. 1/4 aus Trockengewicht, wovon 1/3 von Bakterien herrührt, die physiologischerweise Dickdarmbewohner sind. Ist der Stuhl bleistiftartig, kann dies auf eine Verengung oder auch auf tief sitzenden Mastdarmkrebs hinweisen.

Ursachen von Darmkrebs

Ein kolorektales Karzinom ist das Ergebnis einer mehrjährigen Entwicklung, die von der normalen Darmschleimhaut über eine Vermehrung von bereits teilentarteten Zellen (Adenom) zum Krebs führt. Diese Reihenfolge wird als Adenom-Karzinom-Sequenz bezeichnet. Werden die Adenome, also gerade noch gutartige Vorläuferveränderungen der Krebserkrankung, durch eine Darmspiegelung (Koloskopie) erkannt und dann abgetragen, ist es möglich, das Krebsstadium zu vermeiden.
Molekularbiologische Untersuchungen bestimmter Gene, der Adenome und Karzinome haben häufige und teilweise typische Veränderungen so genannter Onkogene und Tumorsuppressorgene ergeben. Onko-

Die Fotos zeigen eine Adenom-Karzinom-Sequenz in der Dickdarmwand: links ein normales Darmepithel, in der Mitte einen großen Polypen (Adenom), rechts einen Darmkrebs. Dieser Prozess dauert Jahre. Wird der Polyp entfernt, kann Darmkrebs vermieden werden.

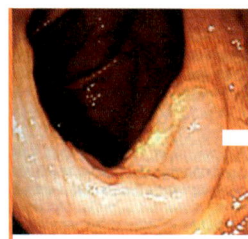 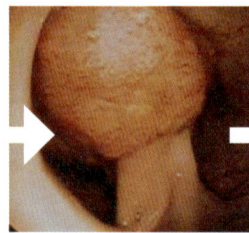 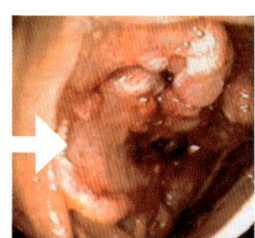

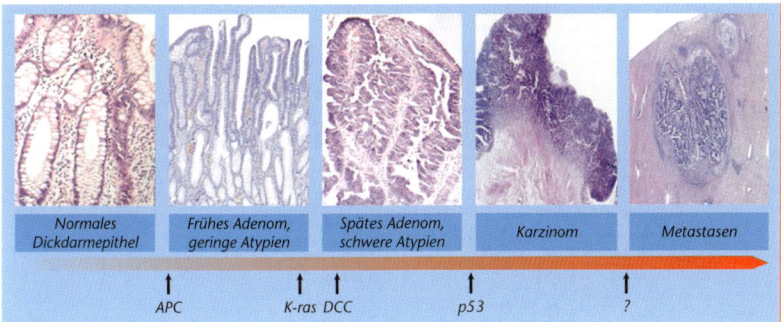

Schrittweise Entstehung eines Dickdarmkarzinoms; Adenom-Karzinom-Sequenz

gene sind Genabschnitte, die häufig bei Krebs (Oncos) aktiviert sind. Tumorsuppressorgene sind Genabschnitte, die bei Krebs meist inaktiviert sind und damit die Unterdrückung von Krebs (Tumorsuppression) nicht mehr leisten können.

Ungesunde Lebensgewohnheiten

Eine große Anzahl von Untersuchungen an Patienten konnte zeigen, dass das Risiko für die Entstehung von Darmkrebs mit den Lebensgewohnheiten einhergeht. Regelmäßige körperliche Aktivität vermindert das Risiko, während Übergewicht als wichtiger Risikofaktor für die Entstehung von Darmkrebs angesehen wird.

Aber ebenso wichtig ist die Zusammensetzung der Nahrung. In Untersuchungen konnte gezeigt werden, dass fett-, protein- und kalorienreiche Ernährung, Alkoholkonsum und hoher Fleischverzehr (speziell von gebratenem Fleisch) sowie kalzium- und folsäurearme Ernährung mit einem erhöhten Auftreten von Darmkrebs einhergehen. Dagegen kann eine ballast- und faserreiche Ernährung mit reichlich Getreide, Obst und Gemüse das Risiko senken. Auch die im Olivenöl enthaltenen antioxidativen Substanzen können schützen. Die Bedeutung von Vitaminen (Beta-Karotin, Vitamin C, Vitamin E) bei der Entstehung von Darmkrebs ist noch nicht sicher.

Folgende Ursachen werden mit einem erhöhten Risiko für die Entstehung von Darmkrebserkrankungen in Zusammenhang gebracht:
▸ Ungesunde Lebensgewohnheiten
▸ Familiär vererbtes Krebsrisiko
▸ Falsche Ernährung
▸ Chronisch-entzündliche Darmerkrankungen

Einer der wichtigsten Risikofaktoren ist das Übergewicht, wobei hohe Insulinspiegel bei Übergewichtigen eine Hauptrolle spielen dürften. Aufgrund einer starken Überernährung kommt es zur Insulinresistenz, d. h. die Insulinwirkung an der Muskulatur, das Einschleusen von Zuckern in die Zellen, funktioniert nicht mehr, sodass es zu erhöhten Insulinspiegeln, Triglyzeriden und Fettsäuren kommt, was zum Wachstum der Darmschleimhaut und letztlich zur Entstehung von Krebs führt.

Familiäre Krebsveranlagung

Ein weiterer Risikofaktor für die Entstehung von Darmkrebs ist eine positive Familienanamnese, wenn also ein Verwandter 1. Grades entweder ein kolorektales Karzinom oder eine Vorläuferläsion eines Karzinoms, also ein Adenom, vor dem 60. Lebensjahr hatte. Auch gehören zu den Risikogruppen Patienten, bei denen bereits über drei Adenome oder ein Adenom mit einem Durchmesser von mehr als einem Zentimeter nachgewiesen wurden.

Chronisch-entzündliche Darmerkrankungen

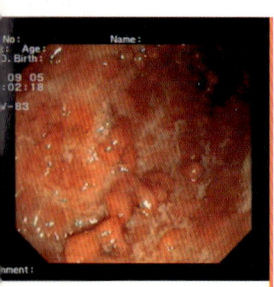

Darmwand mit chronisch-entzündlichen Veränderungen bei Colitis ulcerosa

Patienten mit Colitis ulcerosa weisen ein erhöhtes Risiko für ein kolorektales Karzinom auf. Das Risiko hängt ab von Lebensalter, Ausdehnung und Dauer der Erkrankung sowie dem Vorhandensein einer besonderen Form der Gallengangsentzündung (primär sklerosierende Cholangitis). In einer Studie betrug das Karzinomrisiko bei Pancolitis (Entzündung des gesamten Darms) 2 % nach 10 Jahren, 9 % nach 20 Jahren und 18 % nach 30 Jahren. Eine Metaanalyse (Auswertung mehrerer Studien) konnte die Bedeutung der primär sklerosierenden Cholangitis als Risikofaktor für die Entwicklung eines Darmkrebses bei Colitis-ulcerosa-Patienten bestätigen. Beim Morbus Crohn ist ebenfalls von einem erhöhten Darmkrebsrisiko auszugehen; dieses ist jedoch im Vergleich zur Colitis ulcerosa noch unzureichend charakterisiert, möglicherweise aber geringer.

Entstehung von Darmkrebs

Eine Tumorzelle unterscheidet sich grundlegend von einer normalen Zelle, was die Erbsubstanz (DNS) anbelangt, die Enzymausstattung, die Oberfläche mit ihren Ankerplätzen für wachstumsregulierende Faktoren und vor allem die Wachstumsfaktoren, die die Tumorzelle selbst produziert. Deshalb haben Krebszellen einen Überlebensvorteil, sind aggressiv, respektieren Organgrenzen nicht, zerstören Nachbarorgane, dringen in Gefäße und in die Blutbahn ein, bilden Metastasen in anderen Organen und zerstören auch diese. Die Tumorzellen sind also nicht »einfältig«, sondern »hochintelligent«, da sie häufig Operation, Strahlenbehandlung und Chemotherapie Paroli bieten können, indem sie wachsen und wachsen.

Warum und wie bildet sich ein Tumor?

Obwohl es Tumorerkrankungen seit Menschengedenken gibt, wurden erst in den letzten Jahrzehnten enorme Fortschritte im Verständnis und in der Behandlung von Tumorerkrankungen gemacht. Heute ist schon sehr viel über die Entstehung von malignen Tumoren bekannt.
Wenn wir uns fragen, was das Verhängnisvolle an einer Tumorzelle im Körper ist, so kann man dies auf zwei Fähigkeiten konzentrieren:
▶ Unbegrenztes lokales Wachstum und damit Zerstörung von Organstrukturen und Nachbarorganen
▶ Metastasierung, d.h. Absiedelung des Primärtumors, wie z.B. Darmkrebs, in Lymphknoten und andere Organe, wie Leber, Lunge, Bauchfell, Lungenfell, ins Skelettsystem, sogar ins Gehirn. Werden diese Krebszellen dann in anderen Organen größer und größer, respektieren sie die normalen Zellen nicht mehr, zerstören diese und führen zu Schmerzen, Gewichtsverlust, Mangelernährung und Funktionsausfall.
Was man über die Mechanismen der bösartigen Umwandlung einer normalen Körperzelle in eine Krebszelle – die maligne Transformation

> Es gibt vier Hauptursachen für die Entstehung von Darmkrebs. Durch bessere Ernährung, regelmäßig Sport und frühzeitige Vorsorge bei familiärem oder genetisch erhöhtem Darmkrebsrisiko könnte fast jeder von uns sein Schicksal, Darmkrebs zu bekommen, vermeiden! Warum tun wir's nicht?

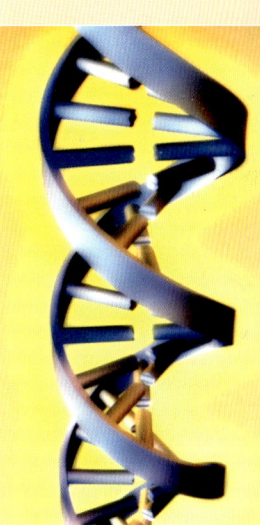

Modell unserer Erbsubstanz: die DNS in unseren Zellen.

Risikoerhöhung für Krebserkrankungen

Ursachen	Krebsart
Rauchen	Lungen-, Harnblasen-, Nieren-, Darmkrebs
Rauchen + Alkohol	Mundhöhlen-, Speiseröhrenkrebs
Alkohol	Leberkrebs
Falsche Ernährung/ falscher Lebensstil	Darmkrebs
Viren	Leber-, Gebärmutterhalskrebs
Bakterien	Non-Hodgkin-Lymphom des Magens
Sonnenlicht	Hautkrebs
Genmutationen	Familiäre Krebssyndrome, Darm-, Brustkrebs
Chronische Entzündungen	Darmkrebs

> Eine Tumorzelle kann aus jeder Körperzelle und aus jedem Organ entstehen. Deshalb gibt es so viele Tumorarten – insgesamt über 100.

– weiß, würde ein ganzes Buch füllen, sodass hier nur einige wenige Aspekte dargestellt werden können.

Der erste Schritt bei der Krebsentwicklung ist, dass schädliche Substanzen wie Rauch, Alkohol, Asbest, Amine im Darm, Teer, Ruß, Viren oder chronische Entzündungen durch Bakterien, bestimmte Gene, vor allem Onkogene und die Tumorsuppressorgene, in den Chromosomen verändern, d. h. Mutationen entstehen, die zur Krebsentstehung beitragen.

Funkverbindungen in der Krebszelle

Sowohl normale Zelle als auch Krebszelle haben auf der Oberfläche u. a. Ankerplätze (Rezeptoren) für Wachstumsfaktoren, wie den epidermalen Wachstumsfaktor (EGF). Wird an der Oberfläche ein Ankerplatz aktiviert, erfolgt erst einmal eine Informationsübermittlung über diesen Rezeptor in das Zellinnere. Von dort aus existieren mehrere Signalwege. Diese Information wird nun in den Zellkern zu den Genen, der DNS, weitergeleitet. Die Informationswege sind in einer normalen Zelle und in einer Krebszelle im Prinzip ähnlich. Der entscheidende Unterschied besteht jedoch darin, dass durch Mutationen in Onkogenen in Krebszellen dauernd Signale »funken«, was dazu führt, dass Signaltransduktionswege permanent angeschaltet sind und sich die Krebszelle so vermehrt, der Krebs also wächst. Dies führt zu Wachstum der Tumorzelle (Proliferation), zur lokalen Ausbreitung (Invasion), zur Zerstörung des umliegenden Gewebes, zum Einwachsen in Gefäße (Angiogenese), schließlich zur Absiedelung (Metastasen) und zur Zerstörung anderer Organe. Die moderne Krebstherapie stellt aber mit Antikörpern und neuen Medikamenten wie Cetuximab, Gefitinib und Erlotinib neue Waffen gegen Wachstumsfaktoren (Anti-EGF-Strategien) und das Krebswachstum zur Verfügung.

Braucht ein Tumor eigene Gefäße?

Jede Krebserkrankung entsteht aus einer veränderten, also transformierten normalen Körperzelle. Das Fatale dieser malignen Transformation ist, dass die Krebszelle nun die Eigenschaft hat, sich wieder und wieder zu teilen, und auf diese Weise Tausende Krebszellen entstehen. Wenn allerdings Millionen Krebszellen einen »Knoten« bilden, würden viele Krebsknoten wieder zugrunde gehen, wenn sie nicht mit Sauer-

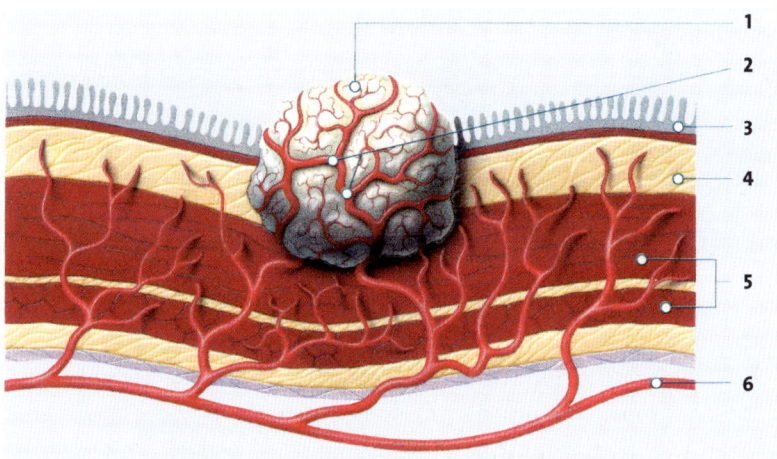

Querschnitt durch die Darmwand mit Tumor und der Entwicklung tumoreigener Gefäße:
(1) Darmtumor
(2) Blutgefäße
(3) Schleimhaut mit Krypten
(4) Bindegewebe
(5) Muskelschichten
(6) Blutgefäß

stoff und Nahrung versorgt würden. Daher hat sich die Tumorzelle etwas ganz Raffiniertes ausgedacht: Sie bildet selbst Wachstumsfaktoren für Gefäße, den vaskulären endothelialen Wachstumsfaktor (VEGF). Wenn ein Tumorknoten etwa einen halben Zentimeter Durchmesser hat, sprießen in und um den Tumor neue Gefäße, die die einzelnen Tumorzellen mit Sauerstoff und Nahrung versorgen können.

Wann setzt ein Primärtumor Metastasen?

Es gibt Primärtumoren, z. B. im Gehirn, die selten Absiedelungen in anderen Organen haben. Jedoch gibt es kleine Darmkrebse, die große Metastasen in der Leber bilden. Wie ist das zu verstehen? Die Bösartigkeit eines Primärtumors geht nicht parallel mit der metastatischen Potenz. Ein Primärtumor metastasiert, wenn auf der Oberfläche der Tumorzelle Adhäsionsmoleküle (Verankerungsmoleküle) verloren gehen. Es gibt mehrere Familien von solchen Molekülen, die auf dem Untergrund haften und somit ein Ablösen und Metastasieren verhindern können.

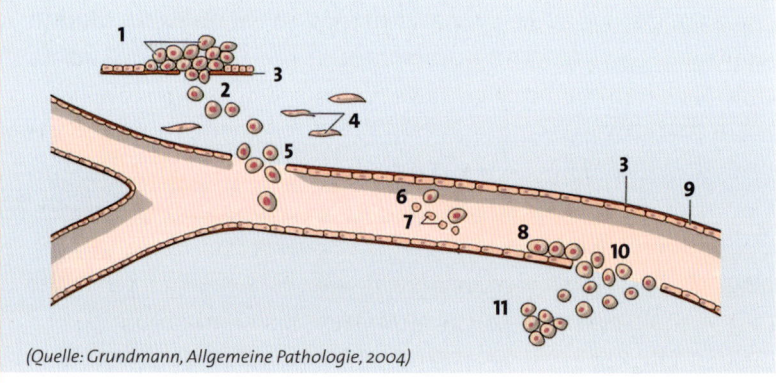

Prozess der Metastasierung vom Primärtumor (1) über das Eindringen der Krebszellen in ein Gefäß (5), Verschleppung der Krebszellen im Gefäßsystem (6), Auswandern der Tumorzellen in andere Organe (10) und Wachstum der Metastasen (11).

(Quelle: Grundmann, Allgemeine Pathologie, 2004)

Was sind schlafende Tumorzellen?

Bei Krebs können noch Jahre nach Entfernung des Primärtumors Metastasen in Leber, Lunge oder im Skelettsystem wachsen. Die Ursache sind sich lange Zeit nicht teilende »schlafende Tumorzellen«. Plötzlich und scheinbar ohne äußere Einwirkung wachsen diese Krebszellen dann und führen zum Rückfall und zu Metastasen.

Immunsystem und Darmkrebs

Die Theorie einer immunologischen Überwachung bösartiger Zellen (»Immunosurveillance«) beherrscht seit Jahrzehnten das Gebiet der Tumorimmunologie. Bereits vor 40 Jahren war bekannt, dass die Elimination entarteter Zellen eine der Hauptaufgaben des Immunsystems ist. Heute weiß man, dass so genannte professionelle antigenpräsentierende Zellen in der Lage sind, von Tumoren freigesetzte Eiweiße, so genannte Tumorantigene, aufzunehmen und zu verarbeiten. Diese Aufgabe kommt insbesondere den unreifen dendritischen Zellen wie z. B. den Langerhans-Zellen in der Haut zu. Nach Aufnahme der Tumorantigene verändern sich diese Zellen und bilden die charakteristischen Ausläufer (Dendriten), wandern anschließend in die Lymphknoten (LK) und präsentieren dort den speziellen ruhenden Lymphozyten die Tumorantigene. Die so stimulierten Immunzellen wandern anschließend aus dem LK über den Blutweg ins Gewebe aus und attackieren die Krebszellen. Die Lymphozyten können die als fremd erkannten Tumorzellen in den Zelltod (Apoptose) treiben, wobei ihnen Helfer-Lymphozyten über die Ausschüttung von Botenstoffen wie Interleukin-2 zu Hilfe kommen. Eine Beeinflussung dieses komplizierten Systems kann für die Behandlung von Krebserkrankungen genutzt werden. Allerdings genügt es nach heutigem Kenntnisstand nicht, das Immunsystem nur zu vermehrter Tätigkeit anzuregen oder es allgemein zu stärken. Heute weiß man, dass das Immunsystem vor allem Probleme damit hat, Krebszellen überhaupt zu erkennen, da selbst sehr bösartige Tumorzellen noch aus dem eigenen Körper stammen und nicht etwa so fremd sind wie Bakterien oder Viren. Die allgemeine Meinung, dass bei der Entstehung von bösartigen Tumoren das Immunsystem unterdrückt ist, lässt sich somit

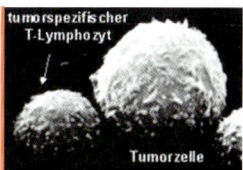

Attacke eines Lymphozyten auf eine Krebszelle

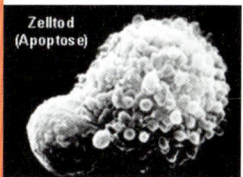

Auflösung und Tod der Krebszelle

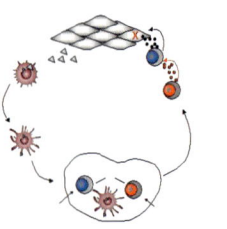

Immunologische Überwachung von Tumorzellen

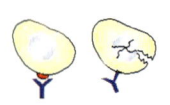

Zelltod einer Krebszelle: Monoklonale Antikörper können an Krebszellen andocken (links) und sie abtöten (rechts).

nur teilweise bestätigen. Viele Patienten mit bösartigen Tumoren, insbesondere beim Darmkrebs, haben ein funktionstüchtiges Abwehrsystem gegenüber fremden Erregern, ignorieren aber die bösartigen Zellen, weil sie nicht als fremd erkannt werden.

Verschiedene Verfahren wurden und werden in klinischen Studien auf ihre Verwendbarkeit in der Krebstherapie geprüft. Tumorimpfungen, bei denen veränderte und teilungsunfähig gemachte Krebszellen oder bestimmte Merkmale der Tumorzellen wie eine Impfung verabreicht werden, um das Immunsystem gegen die Tumorzellen zu aktivieren, sind bei Darmkrebs bereits untersucht worden, aber bisher ohne durchschlagenden Erfolg.

Das Immunsystem unseres Körpers bietet auch die Vorlage für die so genannte Antikörpertherapie. Eindringende Krankheitserreger werden durch spezifische Antikörper erkannt, gebunden und eliminiert. Auf ähnliche Weise können entsprechende Antikörper Tumorproteine (Antigene) oder Tumorwachstumsfaktoren, die das Fortschreiten bzw. die Metastasierung von bösartigen Tumoren fördern, gezielt erkennen und blockieren. In der Folge kommt es zu einem Absterben der Tumorzellen. Die zur Behandlung von Darmkrebs zugelassenen Antikörper Bevacizumab und Cetuximab funktionieren nach diesem Mechanismus.

Krebstherapie und klinische Studien

Ohne wissenschaftliche Untersuchungen ist ein Erfolg in der Krebsbehandlung nicht möglich. Diese Untersuchungen erfolgen zuerst im Reagenzglas, dann im Tiermodell und schließlich am Menschen. Sie unterliegen strengen Voraussetzungen, Richtlinien und Kontrollen und müssen den Richtlinien der deutschen, europäischen oder US-amerikanischen Krebsgesellschaften entsprechen. Diese internationalen Richtlinien heißen »Good Clinical Practice«. Darin ist auch vorgeschrieben,

KREBSTHERAPIE UND KLINISCHE STUDIEN

dass ein Studienleiter und die teilnehmenden Ärzte eine hohe Qualität aufweisen, die Patienten schriftlich und mündlich informiert werden müssen, ein Prüfplan, d.h. ein Studienprotokoll vorliegen, eine Versicherung für jeden Patienten abgeschlossen werden muss und sich jeder Patient freiwillig entscheiden kann, ob er an einer Studie teilnimmt.

In Phase-I-Studien werden meist 10 bis 20 Patienten mit Krebserkrankungen eingebracht, um die richtige Dosierung eines neuen Krebsmittels herauszufinden. Deshalb wird in Phase-I-Studien bei drei bis sechs Patienten mit einer sehr niedrigen Dosis begonnen und in aufsteigenden Dosen erforscht, bis zu welcher Dosierung ein neues Krebsmedikament gegeben werden kann. Ist die maximal tolerable Dosis erreicht, folgt die Phase-II-Studie. In einer Phase-I-Studie wird also vorwiegend das Nebenwirkungsspektrum von neuen Substanzen getestet.

In Phase-II-Studien werden 30 bis 100 Patienten eingebracht, und es wird festgestellt, ob ein neues Krebsmedikament eine Tumorrückbildung bei Patienten mit einer bestimmten Tumorart, z.B. beim kolorektalen Karzinom, erzielt und welche Nebenwirkungen auftreten.

Phase-III-Studien sind noch größere Studien, in die 100 bis 1000 Patienten eingebracht werden müssen, da eine Standardbehandlung mit einer neuen, noch nicht zugelassenen, eventuell besseren Therapie verglichen wird. Aus diesem Grund sind so viele Patienten notwendig. Es sind randomisierte Studien, d.h. es wird nach dem Zufallsprinzip entschieden, zu welchen Behandlungsarmen die Patienten zugeteilt werden. Ziel ist es nachzuweisen, ob eine Standardtherapie oder ein neues Behandlungskonzept effektiver für die Patienten ist, ob sie länger mit besserer Lebensqualität und mit weniger Nebenwirkungen leben.

Phase-IV-Studien sind Versorgungs- oder Therapieoptimierungsstudien. Diese Studien werden auch randomisiert durchgeführt, jedoch mit bereits zugelassenen Medikamenten. Mit ihnen will man herausfinden, welche Veränderung der Therapie – z.B. der Dosierung bereits zugelassener Medikamente oder der Reihenfolge der Behandlungen – für die Patienten am erfolgreichsten ist.

> Ohne wissenschaftliche Untersuchungen sind in der Krebstherapie weitere Erfolge nicht möglich. Wer an klinischen Studien teilnimmt, ist kein »Versuchskaninchen«, sondern ein Patient, der für sich und andere Patienten dazu beitragen will, dass der Kampf gegen Krebs noch erfolgreicher wird.

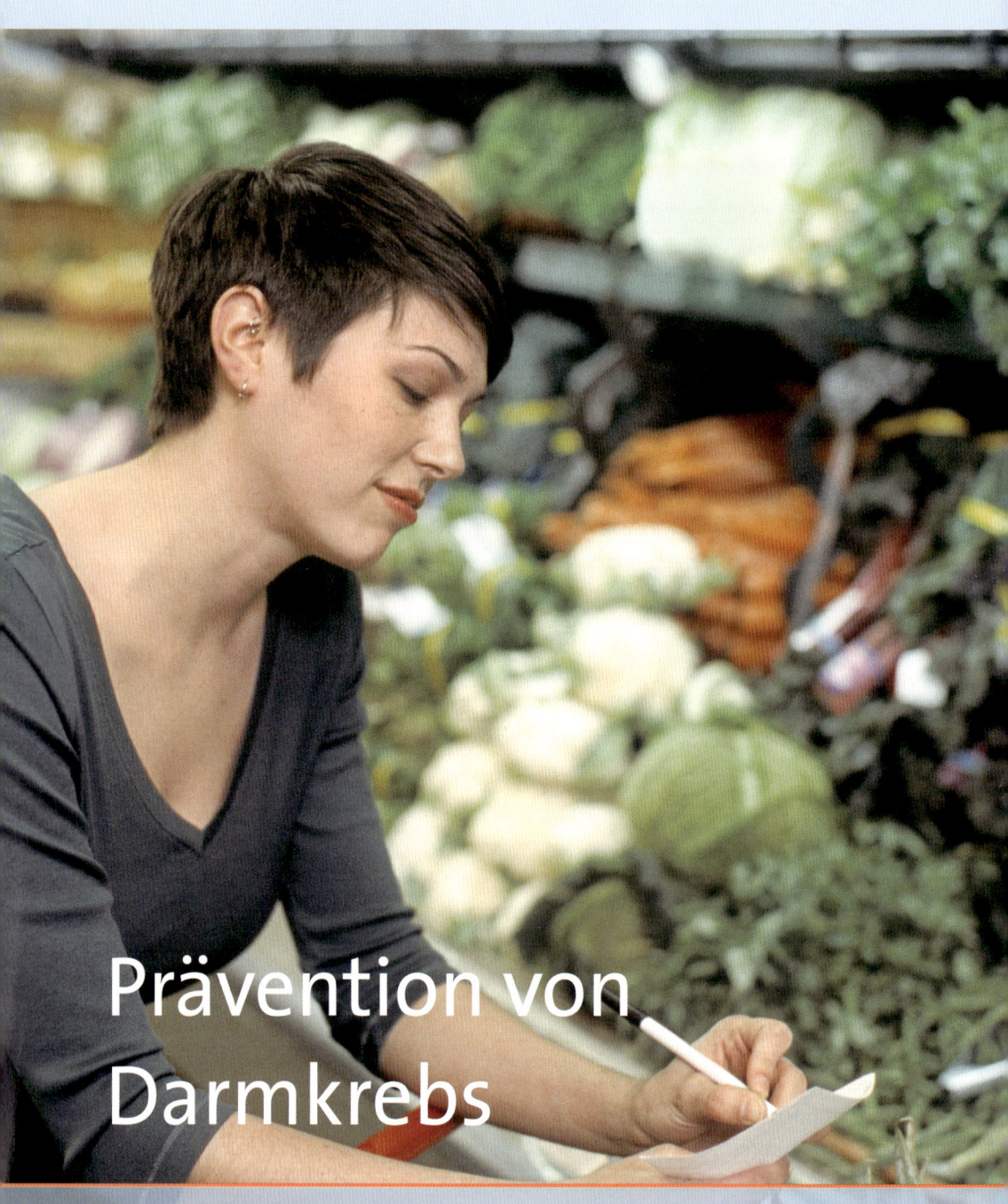

Prävention von Darmkrebs

Vorbeugen ist besser als behandeln!

Darmkrebs kann vermieden werden!

Bis zu 50 % aller Darmkrebserkrankungen könnten allein durch bewusstere Ernährung und gesünderen Lebensstil vermieden werden. Eine über Jahre positive Energiebilanz, d.h. zu hohe Zufuhr von Kalorien, geht mit einem erhöhten Darmkrebsrisiko einher. Mangelnde sportliche Aktivität führt zusammen mit energiereicher Ernährung zu Übergewicht und auch dazu, dass der Darm träge wird und der Nahrungsbrei zu lange im Darm bleibt.

»Darmgesund« leben

Wissenschaftliche Untersuchungen haben belegt, dass das Risiko, insbesondere für Mastdarmkrebs, durch vermehrten Alkoholgenuss erhöht wird, wie auch für Mund-, Kehlkopf-, Speiseröhren- und Leberkrebs. Mit übermäßigem Alkoholgenuss geht ein Mangel an Folsäure, Vitamin B6 und Methionin einher. Diese Faktoren spielen bei der Regulation der DNS-Stränge und deren Methylierung eine große Rolle. Wird die DNS-Methylierung vermindert, können Tumore leichter entstehen. Es konnte auch gezeigt werden, dass eine erhöhte Aufnahme von Folsäure und Vitamin B6 das alkoholbedingt erhöhte Darmkrebsrisiko aufheben kann. Folsäure steckt natürlicherweise vor allem in grünen Gemüsesorten, Hülsenfrüchten, Milch- und Vollkornprodukten.

Rotes Fleisch und daraus hergestellte Fleischwaren werden bei täglichem Genuss als Risikofaktor für die Entstehung von Darmkrebs angesehen. Welche Faktoren im roten Fleisch für die schädliche Wirkung verantwortlich sind, haben Wissenschaftler allerdings noch nicht herausgefunden. Es ist also unklar, ob dies auf eine häufig gleichzeitig auch erhöhte Aufnahme tierischer Fette zurückzuführen ist. Auch welchen Einfluss die verschiedenen Fettsäuren auf die Entstehung von

> Es gibt mehrere Untersuchungen, die gezeigt haben, dass regelmäßige körperliche Aktivität das Risiko für Darmkrebs vermindert. Es ist bemerkenswert, dass die Risikoreduktion durch vermehrte körperliche Aktivität zwischen 40 und 50 % liegt.

Darmkrebs haben, ist noch nicht gesichert. Gesättigte Fettsäuren aus tierischen Fetten scheinen eine eigenständige und schädliche Rolle zu spielen. Eindeutig konnte belegt werden, dass das Krebsrisiko durch Braten und Grillen von Fleisch durch die entstehenden Amine erhöht werden kann. Eine Reduzierung der Aminbildung lässt sich erreichen durch moderate Zubereitungstemperaturen und -zeiten, die Verwendung von beschichteten Pfannen sowie durch Marinieren und Würzen des Grillguts mit Kräutern, die ihrerseits viele sekundäre Pflanzenstoffe enthalten. Außerdem ist es ratsam, seltener geräuchertes und gepökeltes Fleisch zu verzehren. Besser ist es auf jeden Fall, häufiger auf Geflügel und Fisch zurückzugreifen, da gerade Omega-3-Fettsäuren, die in Kaltwasserfischen (z. B. Lachs, Makrele und Hering) reichlich enthalten sind, eine schützende Wirkung in Bezug auf Darmkrebs haben.

Reichlich Gemüse und Obst

Die wichtigsten Faktoren für ein vermindertes Risiko kolorektaler Tumore sind pflanzliche Lebensmittel wie Gemüse, Salate, Obst, Hülsenfrüchte und Vollkornerzeugnisse sowie bestimmte Milchprodukte und pflanzliche Öle, wie z. B. Olivenöl. Verantwortlich für diese Schutzwirkung sind höchstwahrscheinlich die darin enthaltenen antioxidativ wirkenden Vitamine und Provitamine, bestimmte Mikronährstoffe (z. B. Selen, Kalzium, Zink), Ballaststoffe sowie sekundäre Pflanzenstoffe (z. B. Polyphenole, Flavonoide, Karotinoide, Phytosterine, Glukosinolate, Phytoöstrogene und Phytinsäure).

Jedoch ist wichtig zu wissen, dass nicht einzelne Bestandteile von Obst und Gemüse für deren schützende Wirkung verantwortlich sind, sondern das Zusammenspiel vieler verschiedener Stoffgruppen. Frisches Gemüse und Obst kann also nicht einfach durch Vitamintabletten ersetzt werden!

In Anlehnung an die seit 1991 laufende US-amerikanische Kampagne »Five a day for better health« wurde im Mai 2000 die deutsche Aktion »Fünf am Tag« gegründet. Es wird empfohlen, drei Portionen Gemüse

> Durch gemüse- und obstreiche, kalorienarme, ballaststoff- und vitaminreiche (folsäure- und kalziumreiche) Ernährung, Normalgewicht und täglich etwas Sport könnten 50 % der Darmkrebserkrankungen, das sind 30 000 Menschen im Jahr in Deutschland, vor Krebs geschützt werden. Warum tun wir's nicht?

Darmkrebs effektiv vorbeugen

- Täglich 30 bis 60 Minuten moderate körperliche Aktivität
- Gewichtsreduktion
- Auf das Rauchen verzichten
- Fünfmal am Tag frisches Gemüse oder Obst essen
- Rohes bzw. verarbeitetes Fleisch nicht täglich verzehren
- Ballaststoffreiche Ernährung bevorzugen
- Die Ernährung sollte folsäure- und kalziumreich sein
- Alkohol nur in geringen Mengen konsumieren

(ca. 375 Gramm) und zwei Portionen Obst (ca. 250 Gramm) pro Tag zu verzehren. Als einfache Richtlinie bei unterschiedlichen Portionsgrößen gilt die Regel: »Fünfmal eine Hand voll«, sodass sich auch für Kinder und Jugendliche durch die Größe der Hände eine adäquate Portionsgröße ergibt.

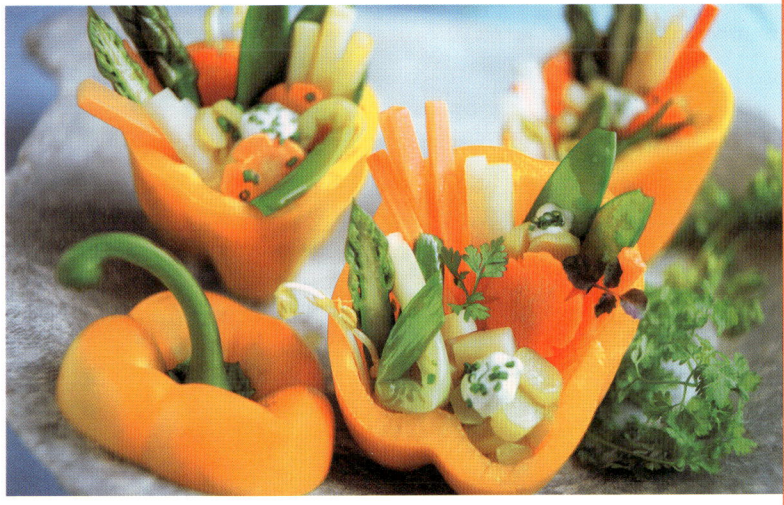

Fünfmal am Tag Gemüse oder Obst gehören zur richtigen Darmkrebsvorbeugung.

Die Früherkennung

Die meisten Darmkrebserkrankungen könnten vermieden werden, wenn alle Menschen zu den von den Krankenkassen bezahlten Vorsorgeuntersuchungen gehen würden. Diese Untersuchungen umfassen einen Test auf okkultes (nicht sichtbares) Blut im Stuhl, eine Mastdarmuntersuchung durch den Arzt und eine komplette Darmspiegelung (Koloskopie). Diese Untersuchung ist, gemessen am möglichen gesundheitlichen Gewinn des einzelnen Patienten, wenig aufwändig, weshalb es nur schwer zu verstehen ist, dass nur 2 % der Bevölkerung diese Vorsorgemaßnahme wahrnehmen.

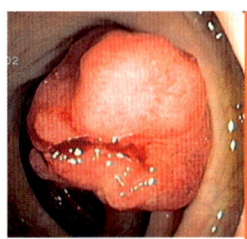
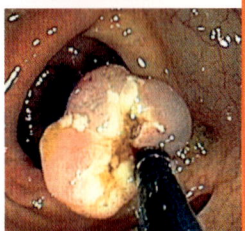
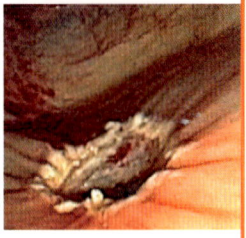

Oben: großer Darmpolyp; Mitte: Polyp wird mit einem Endoskop abgetragen; unten: Der Polyp ist abgetragen.

Hämoccult-Test®

Minimale Mengen von Blut im Stuhl, das z. B. von Adenomen oder Karzinomen stammen kann, sind mit bloßem Auge nicht zu erkennen. Deshalb gibt es einen einfachen Stuhltest (fäkaler okkulter Bluttest = FOBT; Hämoccult® oder hemoCARE®), der bereits geringe Mengen an Blut im Stuhl erfassen kann: Ein Briefchen wird mit wenig Stuhl bestrichen und dann vom Arzt mit einer Lösung beträufelt. Tritt eine Blaufärbung auf, liegt Blut im Stuhl vor, sodass an ein Adenom oder an Darmkrebs gedacht werden muss. Um welche Veränderung es sich handelt, kann durch eine Darmspiegelung erkannt werden. Liegt ein Adenom vor, wird dieses in vielen Fällen in der gleichen Sitzung mit dem Endoskop entfernt. In umfangreichen Studien konnte mittels FOBT und anschließender Koloskopie gezeigt werden, dass eine Reduktion der Sterblichkeit zwischen 15 bis 33 % möglich ist. Auch zeigte sich, dass bei jährlicher Durchführung der FOBT die Sterblichkeit weiter gesenkt werden kann.

Untersuchung der DNS im Stuhl

Die Entstehung von Darmkrebs geht in vielen Fällen mit charakteristischen genetischen Veränderungen einher. Eine Isolierung und Untersuchung von Erbinformation (DNS) aus Dickdarmschleimhautzellen

DIE FRÜHERKENNUNG

im Stuhl ist mittlerweile möglich. In einer Studie wurde der Stuhl von 46 Patienten mit Karzinomen oder Adenomen auf Fehler im APC-Gen (ein entscheidendes Gen in der Entstehung von Darmkrebs) untersucht. Die Sensitivität für Karzinome betrug 61 %, für Adenome 50 %. In weiteren Studien an Patienten mit bösartigen Neubildungen wurden mehrere Gene hinsichtlich Fehlern im Stuhl untersucht. Hier wurde eine Sensitivität für Karzinome von 63 bis 91 %, für fortgeschrittene Adenome von 57 bis 82 % gefunden.

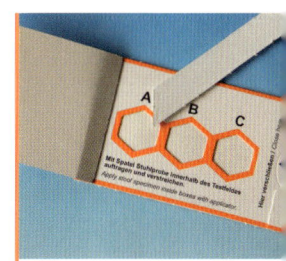

Test, um unsichtbares Blut im Stuhl nachzuweisen

Sigmoidoskopie (Teildarmspiegelung)

Mit der Sigmoidoskopie kann eine Teilspiegelung des Darms mit einem beweglichen Endoskop durchgeführt werden, d. h. von der Darmöffnung bis etwa 60 Zentimeter des Dickdarms mit Einsicht in den S-förmigen Anteil des Darms (Sigma). Es ist zu bedenken, dass nicht alle Darmabschnitte eingesehen werden können und damit eine Koloskopie der Sigmoidoskopie überlegen ist. Sie ist Personen, die die Koloskopie ablehnen, anzubieten und alle fünf Jahre zu wiederholen. Zur möglichen Entdeckung proximaler (im mittleren und rechtsseitigen Kolon gelegener) Karzinome sollte zusätzlich zur Sigmoidoskopie ein jährlicher FOBT erfolgen.

Koloskopie (Gesamtdarmspiegelung)

Von allen Maßnahmen zur Früherkennung von Darmkrebs oder dessen Vorstufen besitzt die Koloskopie die höchste Sensitivität und Spezifität und ist daher als Standard zur Verhinderung von Darmkrebs anzusehen. Durch sie lassen sich Darmkrebserkrankungen im Frühstadium oder sogar in noch nicht bösartigen Stadien erkennen und optimal behandeln: Sowohl Adenome als auch sehr frühe Formen des Darmkrebses

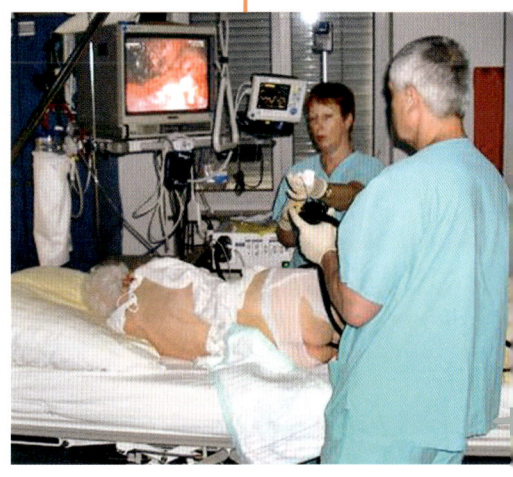

So wird eine Darmspiegelung durchgeführt.

können abgetragen werden. Da während der Darmspiegelung auf Wunsch des Patienten eine Kurznarkose gegeben werden kann, ist die Untersuchung nicht schmerzhaft und dauert in aller Regel lediglich 30 Minuten. Weil eine ausreichende Beurteilung der Darmschleimhaut nur möglich ist, wenn der Darm vollständig sauber ist, muss vor der Koloskopie der Darm komplett entleert werden. Dies geschieht durch Trinken einer speziellen abführenden Lösung, beginnend einige Stunden vor der Untersuchung.

> Ein positiver FOBT sollte nicht kontrolliert werden, sondern erfordert in jedem Fall eine Koloskopie. Andere Verfahren als Koloskopie, Sigmoidoskopie und FOBT können zur Früherkennung von Darmkrebs derzeit nicht empfohlen werden.

Radiologische Verfahren

Weder die Darstellung des Dickdarms im Computertomogramm (CT-Kolonografie), auch virtuelle Koloskopie genannt, noch im Kernspintomogramm (MRT-Kolonografie) können derzeit außerhalb von Studien für die Vorsorge empfohlen werden.

Beide Verfahren haben erhebliche Probleme mit der Entdeckung kleiner (unter zehn Millimeter) Polypen. Sie erfordern eine gründliche Abfüh-

Darmkrebsvorsorge auf einen Blick

▸ Maßnahmen zur Früherkennung von Darmkrebs sollten generell ab dem Alter von 50 Jahren regelmäßig durchgeführt werden.

▸ Standardverfahren ist die Koloskopie (Gesamtdarmspiegelung). Sie ist der Sigmoidoskopie (Teildarmspiegelung) überlegen. Die Koloskopie sollte bei unauffälligem Befund nach zehn Jahren wiederholt werden.

▸ Bei Personen, die regelmäßig eine Koloskopie durchführen lassen, erübrigt sich der FOBT (Test auf nicht sichtbares Blut im Stuhl).

▸ Bei Personen, die die Koloskopie ablehnen, sollte eine Sigmoidoskopie alle fünf Jahre sowie jährlich ein FOBT durchgeführt werden.

▸ Bei Personen, die jegliches endoskopische Verfahren ablehnen, sollte jährlich ein FOBT durchgeführt werden.

rung vor der Untersuchung, da nicht zwischen Stuhlrest und Tumor unterschieden werden kann. Eine generelle Kostenübernahme durch die gesetzlichen Krankenkassen erfolgt derzeit nicht.

Darmkrebs-Risikogruppen

▸ Personen mit einem familiär gesteigerten Risiko für ein kolorektales Karzinom
▸ Nachgewiesene oder mögliche Anlageträger für ein erbliches Dickdarmkarzinom
▸ Patienten mit einer chronisch-entzündlichen Darmerkrankung (Colitis ulcerosa oder Morbus Crohn)

Verwandte von Krebspatienten

Für Verwandte ersten Grades (Eltern, Geschwister, Kinder) eines Patienten mit Darmkrebs (Indexpatient) ist das mittlere Risiko zwei- bis dreifach erhöht. Eine weitere, drei- bis vierfache Risikosteigerung besteht, wenn beim Indexpatienten der Darmkrebs vor dem 45. Lebensjahr aufgetreten und/oder mehr als ein Verwandter ersten Grades von Darmkrebs betroffen ist. In der Altersgruppe bis 50 Jahre befinden sich allerdings auch bislang in der Familie unentdeckte erbliche Kolonkarzinome. Ist der Indexpatient nach dem 60. Lebensjahr erkrankt, ist das Risiko, einen Darmkrebs zu entwickeln, für die erstgradig Verwandten nur noch gering erhöht. Verwandte zweiten Grades (Großeltern, Geschwister der Eltern, Enkel) haben ein leicht erhöhtes Karzinomrisiko, wobei dieses aber derzeit nur unzureichend untersucht ist. Verwandte ersten Grades von Patienten, bei denen ein kolorektales Adenom vor dem 50. Lebensjahr nachgewiesen wurde, haben im Mittel ein zweifach erhöhtes Risiko.
Verwandte ersten Grades von Patienten mit Darmkrebs sollten in einem Lebensalter, das zehn Jahre vor dem Alterszeitpunkt des Auftretens des

> Liegt in der Verwandtschaft Darmkrebs vor? Besprechen Sie mit Ihrem Arzt, ob Sie eventuell erblich vorbelastet sind.

Karzinoms beim Indexpatienten liegt, erstmals komplett koloskopiert werden, spätestens allerdings im Alter von 50 Jahren.

Verwandte ersten Grades von Indexpatienten, bei denen Adenome vor dem 50. Lebensjahr nachgewiesen wurden, sollten zehn Jahre vor dem Lebensalter zum Zeitpunkt des Nachweises des Adenoms koloskopiert werden. Auch hier sollte die Koloskopie mindestens alle zehn Jahre wiederholt werden.

Familien mit erblichem Darmkrebs

Neben der so genannten sporadischen Darmkrebserkrankung, die ohne jegliche familiäre Belastung auftritt, und der oben beschriebenen Gruppe mit familiärer Häufung findet sich bei etwa 5 % der von Darmkrebs Betroffenen eine familiäre Häufung, die strengen Vererbungsgesetzen folgt. Hier werden ein oder auch mehrere Fehler (Mutation) in für die Tumorentstehung entscheidenden Genen über viele Generationen durch die Keimzellen weitergegeben. Man kennt eine Reihe solcher Tumorsyndrome, beispielsweise FAP (familiäre adenomatöse Polyposis) und HNPCC (Lynch-Syndrom).

Familiäre adenomatöse Polyposis (FAP)

Bei Patienten mit einer familiären adenomatösen Polyposis treten Hunderte von Adenomen bereits im zweiten Lebensjahrzehnt auf. Diese Patienten haben ein nahezu hundertprozentiges Risiko für die Entwicklung von Darmkrebs. Seit 1991 ist das an der Entstehung beteiligte Gen näher charakterisiert. Es handelt sich um das so genannte APC (adenomatous polyposis coli) Gen, welches auf dem langem Arm des Chromosoms 5 sitzt – ein Tumorsuppressorgen.

Es handelt sich bei der familiären adenomatösen Polyposis um eine autosomal dominante Erkrankung. Das bedeutet, dass ein Gen mit einem Fehler, wenn es sich von seinem Partnergen unterscheidet, über dieses dominiert. Demnach dominiert immer ein krankes APC-Gen über ein gesundes. Die Kinder eines FAP-Patienten können das kranke

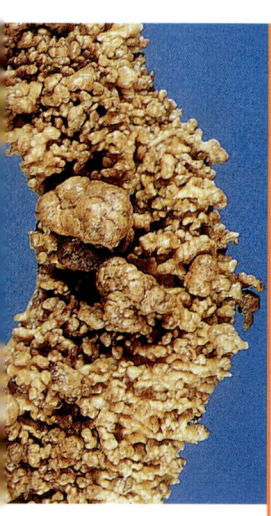

Darm eines Patienten mit familiärer adenomatöser Polyposis (FAP) mit Hunderten von Adenomen und Polypen

oder das gesunde APC-Gen erben und haben daher eine 50-prozentige Wahrscheinlichkeit zu erkranken. Mittels aufwändiger genetischer Testverfahren lassen sich ca. 70 % der Fehler direkt im APC-Gen eines betroffenen Patienten finden. Solche Untersuchungen erfordern aber vorher eine Familien- oder Patientenberatung in einer humangenetischen Beratungsstelle.

Weitere Tumore außerhalb des Darms sind Schilddrüsenkarzinome, bösartige Hirntumore, Lebertumore sowie harmlose, jedoch oft diagnostisch wegweisende Osteome, Epidermoidzysten oder Pigmentanomalien der Aderhaut des Auges (Retina). Die Betreuung von Betroffenen bzw. möglichen Risikopersonen erfolgt nach einem festen Überwachungsprogramm. Kann durch einen Gentest das Risiko, am FAP-Syndrom zu erkranken, ausgeschlossen werden, sollte ein Vorsorgeprogramm wie bei der Normalbevölkerung durchgeführt werden.

Die vollständige Entfernung des gesamten Dick- und Mastdarms ist zur Verhinderung des Darmkrebses entscheidend. Diese sollte zwischen dem Abschluss der Pubertät und dem 20. Lebensjahr erfolgen. Eine intensive Betreuung dieser Patienten und Familien sollte in ausgewiesenen medizinischen Zentren stattfinden.

> Bei ca. 5 % der Patienten mit Darmkrebserkrankungen liegen familiäre Krebssyndrome vor, die je nach Tumorsyndrom häufig mit anderen Organtumoren einhergehen. Da sich diese erblichen Tumorerkrankungen in einem frühen Alter manifestieren, sind extrem engmaschige Überwachungsprogramme erforderlich.

Vorsorgeempfehlungen für die FAP

Grenzalter	Maßnahme	Intervall
10. Lebensjahr	Humangenetische Beratung	–
	Rektosigmoidoskopie bei Nachweis von Adenomen	Jährlich
	Koloskopie	Jährlich
	Sonografie von Abdomen und Schilddrüse	Jährlich
	Augenärztliche Untersuchung	Einmalig
30. Lebensjahr	Gastroduodenoskopie mit besonderer Inspektion der Papille	Alle 3 Jahre
	Bei Adenomnachweis Kontrolle in Abhängigkeit vom Schweregrad	Jährlich

HNPCC (familiäres/hereditäres nicht polypöses kolorektales Krebssyndrom; Lynch-Syndrom)

Beim erblichen Darmkrebssyndrom familiäres (hereditäres) nicht polypöses kolorektales Krebssyndrom (HNPCC) lässt sich die Diagnose nicht wie bei der FAP anhand vieler Polypen im Darm stellen. Das HNPCC folgt ebenfalls wie die FAP einem autosomal-dominanten Erbgang mit einem Krebsrisiko von maximal 80 % bis zum 75. Lebensjahr.

Das HNPCC unterscheidet sich auf den ersten Blick hinsichtlich des klinischen Bildes nicht von einem sporadischen Darmkrebs. Die diagnostischen Kriterien für das HNPCC wurden durch die »International Collaborative Group on Hereditary Nonpolyposis Colorectal Cancer« (ICG-HNPCC) festgelegt und sind als »Amsterdam-Kriterien« bekannt. Demnach sollte das HNPCC dann diagnostiziert werden, wenn:

▶ Drei oder mehr Verwandte an einem histologisch gesicherten Darmkrebs leiden, wobei einer der Betroffenen ein erstgradiger Verwandter der beiden anderen sein muss

▶ Die Darmkrebsanamnese zwei Generationen umfasst

▶ Mindestens einer der Betroffenen zum Zeitpunkt der Diagnosestellung jünger als 50 Jahre alt ist

Das HNPCC ist charakterisiert durch ein frühes Manifestationsalter (durchschnittlich 45 Jahre), eine Neigung zur Manifestation im proximalen Kolon (60 bis 70 %) und ein vermehrtes Auftreten von syn- und metachronen Kolonkarzinomen. Histopathologisch finden sich zwar gehäuft wenig differenzierte und muzinöse Karzinome, andererseits aber scheinen Patienten mit HNPCC eine bessere Prognose zu haben.

Obwohl die familiäre Häufung und Prädisposition zum HNPCC-Syndrom bereits vor fast 100 Jahren beschrieben wurde, waren die genetischen Ursachen bis vor kurzem noch nicht bekannt. Untersuchungen im Jahr 1992 ergaben, dass im Tumorgewebe Fehler in einfachen Sequenzen von DNS-Bausteinchen, so genannten Mikrosatelliten, auftreten können. Vergleichende Untersuchungen von Mikrosatelliten von Tumoren und korrespondierendem Normalgewebe ergaben, dass eine

Subgruppe von Darmkrebs eine hohe Frequenz von Fehlern in Mikrosatelliten aufweist, die während der Zellteilung entstanden sind, die nicht durch Reparaturmechanismen beseitigt werden konnten und somit im Genom (Gesamtheit aller Gene) fixiert sind. Ein Screening menschlichen Darmkrebsgewebes auf Mutationen in Mikrosatelliten deckte die so genannte Mikrosatelliteninstabilität (MSI) in ca. 80 bis 90 % der HNPCC-Karzinome auf. Der entscheidende Mechanismus, der zur MSI führt, ist, dass die in Mikrosatelliten auftretenden Fehler durch so genannte Miss-Match-Reparaturgene korrigiert werden. Können diese aufgrund von Mutationen nicht vollständig arbeiten, vermehren sich die Fehler in den Mikrosatelliten, und es kommt zur Instabilität der Gene, die zur Entstehung von Darmkrebs führt. Inzwischen sind neun humane Miss-Match-Reparaturgene beschrieben.

Ziel der HNPCC-Diagnostik ist, möglichst viele Risikopersonen zu erfassen, denen eine Genanalyse im Blut (Keimbahn) angeraten wird.

Der erste Schritt besteht darin, dass zunächst anhand von klinischen und tumorpathologischen Kriterien der Verdacht auf HNPCC geäußert werden muss. Um die Gefahr einer Untererfassung von Risikopersonen zu verringern, wurden 1997 die so genannten Bethesda-Kriterien entwickelt, die weit über die strengen Amsterdam-Kriterien hinausgehen. Die Bedeutung dieser Kriterien besteht darin, diejenigen Patienten zu identifizieren, deren Tumorgewebe auf den MSI-Status hin untersucht werden sollte.

Der zweite Schritt besteht in der molekularen Analyse mindestens eines Tumors aus einer HNPCC-Verdachtsfamilie. Bei positiver Familienanamnese nach den Bethesda-Kriterien, MSI pos. Tumor und/oder Verlust der Proteinexpression eines der relevanten Miss-Match-Reparaturgene, wird eine Mutationsanalyse im Blut durchgeführt. Da es sich um eine Genanalyse in der Keimbahn handelt, erfordert diese Untersuchung die (schriftliche) Einwilligung des Patienten, wobei spätestens zu

PRÄVENTION VON DARMKREBS

> Teilweise kann mittels genetischer Untersuchungen der Erkrankungsdefekt ermittelt und somit der Familie eine gezielte Beratung im Rahmen einer humangenetischen Beratung angeboten werden. Die Betreuung erfordert ein hohes Maß an ärztlicher Zusammenarbeit, sollte aber in darauf ausgerichteten Zentren erfolgen.

diesem Zeitpunkt auch eine eingehende humangenetische Beratung erfolgen sollte.

Ein positiver Mutationsnachweis hat im Wesentlichen zwei Konsequenzen:

Für den betroffenen Patienten ergibt sich die dringende Empfehlung einer sehr engmaschigen Nachsorge entsprechend den Empfehlungen der Konsenskonferenz »Kolorektales Karzinom 2004«. Den übrigen Familienmitgliedern kann eine Blutanalyse angeboten werden, die aufgrund des bekannten Mutationsorts beim betroffenen Familienmitglied relativ schnell und gezielt durchführbar ist.

Problematischer ist die Situation bei Patienten mit positiver Familienanamnese, aber negativem Mutationstest. Grundsätzlich gilt hier, dass diese Patienten und Familien entsprechend der Klinik vorzusorgen sind; d.h. je deutlicher die familiäre Krebsbelastung, desto engmaschiger und umfassender die Vorsorge.

Die erste Vorsorgeuntersuchung (Koloskopie) sollte bei noch nicht betroffenen Familienmitgliedern zehn Jahre vor dem Erkrankungsalter des jüngsten Tumorpatienten einer Familie durchgeführt werden.

Vorsorgeempfehlungen für das HNPCC

Grenzalter	Maßnahme	Intervall
18. Lebensjahr	Humangenetische Beratung	–
25. Lebensjahr*	Koloskopie	Jährlich
	Sonografie des Abdomens	Jährlich
	Gynäkologische Untersuchung mit transvaginalem Ultraschall	Jährlich
	Gastroduodenoskopie bei positiver Anamnese für Magenkarzinom	Jährlich

*Mindestens 5 Jahre vor dem niedrigsten Erkrankungsalter in der Familie

Chronisch-entzündliche Darmerkrankungen

Chronisch-rezidivierende Entzündungen des Darms sind die Colitis ulcerosa und der Morbus Crohn. Beide sind schwere, sich über Jahre hinziehende Darmerkrankungen, die häufig mit einer starken Beeinträchtigung der Lebensqualität einhergehen, vor allem, wenn akute Schübe auftreten. Die Colitis ulcerosa beginnt stets im Rektum (Mastdarm) und breitet sich bei etwa der Hälfte der Betroffenen aufsteigend im Dickdarm aus. Die Ursache ist noch nicht geklärt; jedoch werden Viren, Bakterien und Nahrungsfaktoren sowie eine gestörte immunologische Reaktion angenommen. Die Symptome sind blutige Stühle, Durchfälle und Leibschmerzen. Die Behandlung erfolgt durch Diät, entzündungshemmende Medikamente und im akuten Schub durch Glukokortikoide und im symptomarmen Intervall mit Salicylaten.

Bei Morbus Crohn, auch Enteritis regionalis genannt, handelt es sich um eine schubweise verlaufende chronische Entzündung des Darms, die meist im Ileum (letzter Abschnitt des Dünndarms) beginnt, aber auch den gesamten Magen-Darm-Trakt befallen kann. Die Ursachen sind ebenfalls noch nicht sicher bekannt. Die Symptome des Morbus Crohn sind Leibschmerzen, Durchfälle, blutige Stühle und Fieber. Die Behandlung besteht aus Diät, Glukokortikoiden, Schmerzmitteln, immunsupprimierenden Medikamenten und Psychotherapie.

Patienten mit chronisch-entzündlichen Darmerkrankungen haben ein erhöhtes Risiko für die Entstehung eines kolorektalen Karzinoms, weshalb sie über viele Jahre konsequent zu Vorsorgeuntersuchungen gehen sollten. Das relative Risiko ist etwa um das Zweifache gegenüber der gesunden Bevölkerung erhöht und nimmt über Jahrzehnte zu. Jedoch nicht nur die Nachbeobachtungszeit ist ein Risikofaktor, sondern auch eine positive Familienanamnese für ein kolorektales Karzinom, Erkrankungsbeginn vor dem 15. Lebensjahr, eine sklerosierende Cholangitis (Entzündung der Gallengänge) und Mangel an Folsäure (Vitamin B6). Aus diesem erhöhten Risiko ergeben sich für Patienten mit Morbus Crohn und Colitis ulcerosa konsequente Vorsorgeuntersuchungen.

> Bei einer Pancolitis ulcerosa (den ganzen Darm betreffend), die mehr als acht Jahre besteht, oder einer linksseitigen Colitis, die mehr als zehn Jahre besteht, empfiehlt sich eine komplette Darmspiegelung in jährlichen Abständen.

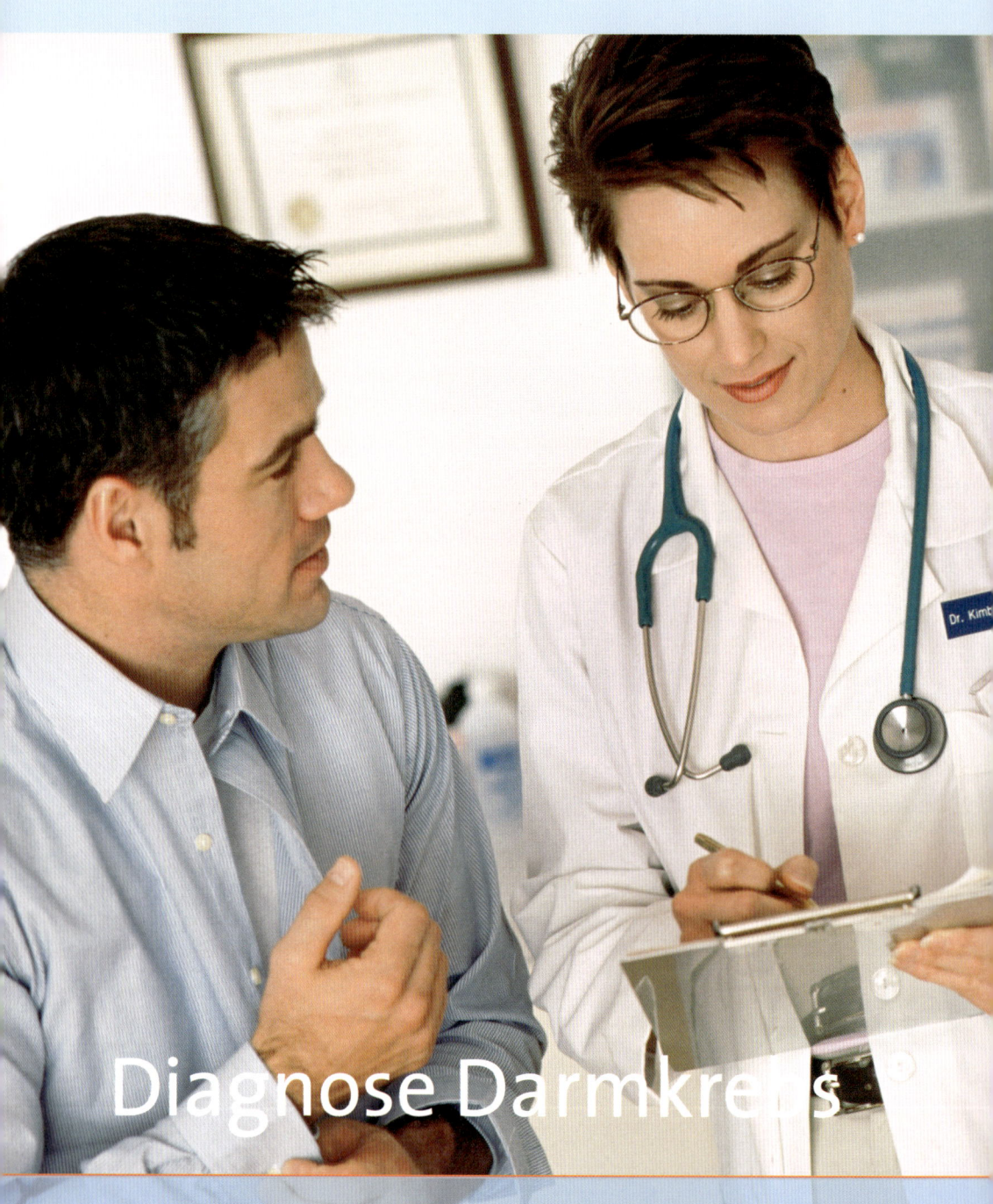

Diagnose Darmkrebs

Symptome, Lokalisation, Untersuchungen, Tumormarker

So wird Darmkrebs festgestellt

Symptome

Die häufigsten Symptome bei Darmkrebserkrankungen sind leider späte Anzeichen wie Verstopfung, Durchfall, Bauchschmerzen, sichtbares oder unsichtbares Blut im Stuhl.
Etwa 15 % der Patienten kommen zum Arzt wegen eines Passagestopps, wobei bei 7 % der Patienten eine Notfalloperation wegen eines Darmverschlusses (Ileus) durchgeführt werden muss. Bei 15 % der Patienten zeigt sich die Darmkrebserkrankung wegen allgemeiner Schwäche und mangelnder Leistungsfähigkeit. Durch chronischen Blutverlust aus Polypen oder aus einem Karzinom kann auch eine Blutarmut durch Eisenmangel auftreten. Deshalb sollte jede Blutarmut (Anämie) sorgfältig abgeklärt werden. Bis das Gegenteil bewiesen ist, muss eine Darmkrebserkrankung vermutet werden.

Symptome bei Darmkrebs

Symptom	Häufigkeit	Symptom	Häufigkeit
Verstopfung	35 %	Passagestopp	15 %
Durchfall	35 %	Schwäche	15 %
Bauchschmerzen	35 %	Darmlähmung	7 %

Untersuchungsmethoden

Bei Verdacht auf ein kolorektales Karzinom müssen Untersuchungen durchgeführt werden, um abzuklären, wo der Darmkrebs liegt, ob mehrere Karzinome vorliegen oder ob schon Absiedelungen (Metastasen) in der Leber, der Lunge oder im Bauchraum vorliegen. Hierzu eignen sich

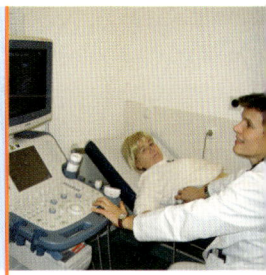

Ultraschalluntersuchung zur Feststellung von Lebermetastasen oder Aszites

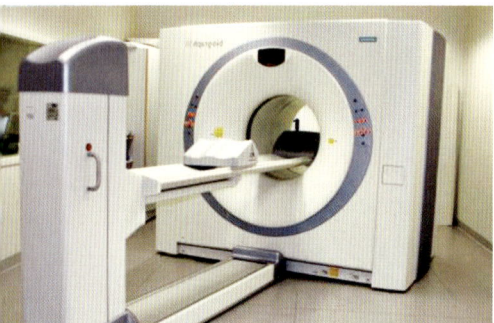

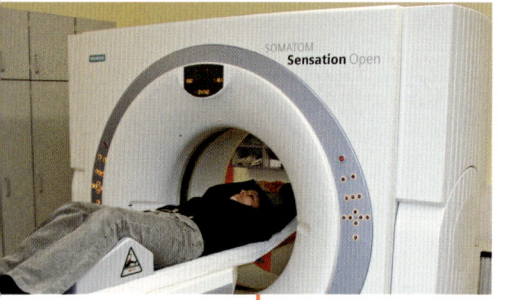

Oben: PET-CT zum Nachweis auch kleinster Metastasen. Mitte: CT zur Erkennung der Tumorausdehnung und Absiedelungen.

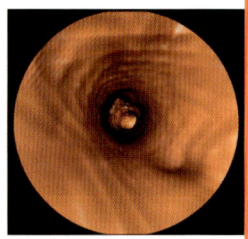

Virtuelle Koloskopie

folgende Untersuchungen, die jedoch nicht alle durchgeführt werden müssen. Vom Arzt wird entschieden, welche Methode die richtige ist:

▶ *Rektal-digitale Austastung:* Untersuchung des Anus und der letzten Zentimeter des Mastdarms mit dem Finger

▶ *Laboruntersuchungen:* Blutbild, Thrombozyten, Gerinnungsfaktoren, Elektrolyte, Leberenzyme, Kreatinin, Tumormarker CEA und CA 19-9

▶ *Vollständige Koloskopie:* Sie ist schon bei geringstem Tumorverdacht und auch bei tiefsitzenden Mastdarmkarzinomen angezeigt, da man in 2 bis 5 % der Fälle Zweittumoren weiter oben im Darm findet.

▶ *Kolonkontrasteinlauf:* Sollte die Endoskopie (Darmspiegelung) nicht möglich sein, sollte ein Kolonkontrasteinlauf durchgeführt werden. Dabei wird über den Anus Kontrastmittel in den Darm gegeben, um die Karzinomveränderungen zu erkennen.

▶ *Lungenaufnahme in zwei Ebenen:* Sie ist notwendig, um Lungenmetastasen zu erkennen, was die Prognose und das operative Vorgehen beeinflusst.

▶ *Computertomografie:* Durch sie kann man beurteilen, ob Nachbarorgane betroffen sind und ob Lymphknotenmetastasen vorliegen.

▶ *Sonografie (Ultraschall) des Bauchraums:* Mit ihr lassen sich Metastasen oder Aszites (Flüssigkeitsansammlungen) nachweisen.

▶ *Magnetresonanztomografie (MRT) der Leber:* z. B. um Lebermetastasen sicher nachzuweisen.

▶ *Positronenemissionstomografie (PET):* in der Regel bei Darmkrebs vor Therapie nicht notwendig.

▶ *Virtuelle Koloskopie:* eine neue Methode, um mittels Computertomografie Darmtumore ohne Darmspiegelung zu erkennen. Derzeit kann vor Operation auf eine virtuelle Koloskopie noch verzichtet werden.

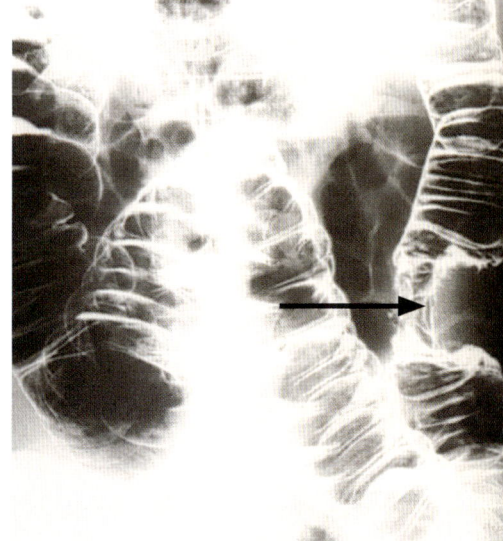

Darstellung des gesamten Dickdarms mittels Kolonkontrast mit Nachweis eines Kolonkarzinoms (Pfeil)

Wo entsteht Darmkrebs am häufigsten?

54 % der Darmkrebserkrankungen zeigen sich im Mastdarm, im rektosigmoidalen Übergang und im S-förmigen Kolon (Sigma). 17 % der kolorektalen Karzinome könnten sogar durch den Finger des Arztes getastet werden. 15 % der kolorektalen Karzinome befinden sich im Zökum, 10 % im aufsteigenden Darm, 12 % im Querdarm und 9 % im absteigenden Kolonabschnitt.

Wie wird Darmkrebs bewiesen?

Der endgültige Beweis, ob eine Darmkrebserkrankung vorliegt, gelingt durch die feingewebliche Untersuchung (Histologie) des Primärtumors im Darm. In der Regel wird im Rahmen einer Darmspiegelung eine Probe aus dem Tumorherd durch das Endoskop entfernt und von einem Pathologen untersucht. Die histologische Klassifikation der Tumoren des Kolons und des Rektums umfasst eine große Anzahl epithelialer, also von der Schleimhaut ausgehender, und nichtepithelialer Tumoren, die vom Bindegewebe oder dem lymphatischen Gewebe ausgehen.

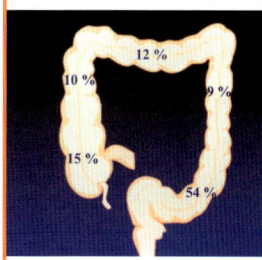

Lokalisation von Darmkrebs

DIAGNOSE VON DARMKREBS

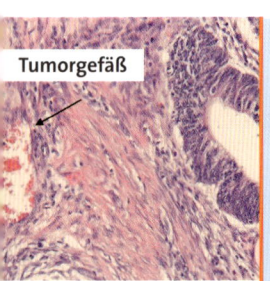

Tumorgefäß

Histologie eines Dickdarmkarzinoms mit Tumorgefäßen

Formen gut- und bösartiger Tumoren im Darm

Gutartig	Bösartig
Polypen	Intraepitheliale Neoplasie
Adenom	Karzinom
Lipom	Karzinoid
Leiomyom	Gastrointestinaler Stromatumor
	Leiomyosarkom
	Angiosarkom
	Kaposi-Sarkom
	Malignes Melanom
	Maligne Lymphome

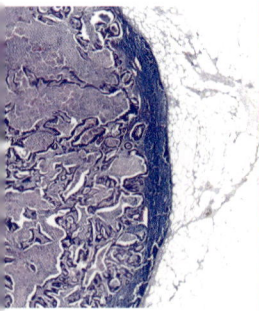

Histologie einer Lymphknotenmetastase eines Dickdarmkarzinoms

Voraussetzung für jede weitere Therapie ist die sehr sorgfältige feingewebliche Untersuchung dieser Biopsie, da nicht alle Darmtumoren Krebs sein müssen, die Mehrzahl sogar gutartig ist.

Liegt ein Karzinom vor, erfolgt in der Regel eine ausgedehnte Teilentfernung des Darms unter Mitnahme der regionären Lymphknoten. Liegen ein oder mehrere Polypen vor mit einer Größe von über fünf Millimetern, können diese durch Schlingenektomie oder chirurgisch abgetragen werden.

Kleinere Polypen sollten mit einer Zange entfernt werden. Bei Polypen von rund fünf Millimetern Größe sind Adenome mit invasiven Karzinomen äußerst selten. Bei größeren Polypen ist die Biopsie von Adenomen nicht repräsentativ für die Gesamtläsion.

Bei der Entfernung von Polypen (Polypektomie) müssen die Polypen dann einzeln unter Angabe der Lokalisation geborgen werden. Auf diese Weise können sogar sehr frühe Karzinome vollständig lokal abgetragen werden.

Krebsarten und ihre Tumormarker

Krebsart	Tumormarker
Brustkrebs	CA 15-3, CEA
Bauchspeicheldrüsenkrebs	CA 19-9
Leberkrebs	AFP
Hodenkrebs	AFP, ß-HCG
Magenkrebs	CA 72-4, CA 19-9
Darmkrebs	CEA
Eierstockkrebs	CA 125
Prostatakrebs	PSA

Die histologische Befundung der Polypen erfolgt wie die der Karzinome entsprechend den WHO-Kriterien und mit einer Aussage zur Vollständigkeit der Abtragung.

Tumormarker – Hinweis für Krebswachstum

Unter Tumormarkern versteht man Substanzen, die in den Tumorzellen gebildet und in das Blutserum abgegeben werden. Dort sind sie nachweisbar. Sie sind äußerst wertvoll in der Diagnostik und zur Verlaufsbeobachtung von Krebserkrankungen.

Das CEA (carcino-embryonales Antigen) ist ein sehr wichtiger Tumormarker beim Kolon- und Rektumkarzinom. Ist es erhöht, liegt der Verdacht auf eine Krebserkrankung vor, speziell auf Darmkrebs. Fällt es ab, kann der Erfolg von Operation, Chemotherapie oder Strahlentherapie beurteilt werden.

Ein kontinuierlicher CEA-Anstieg signalisiert einen Rückfall (Rezidiv) und verlangt entsprechende Untersuchungen. Sollte der CEA-Wert nach Operation noch erhöht sein, liegen mit hoher Wahrscheinlichkeit Resttumorzellen im Körper vor.

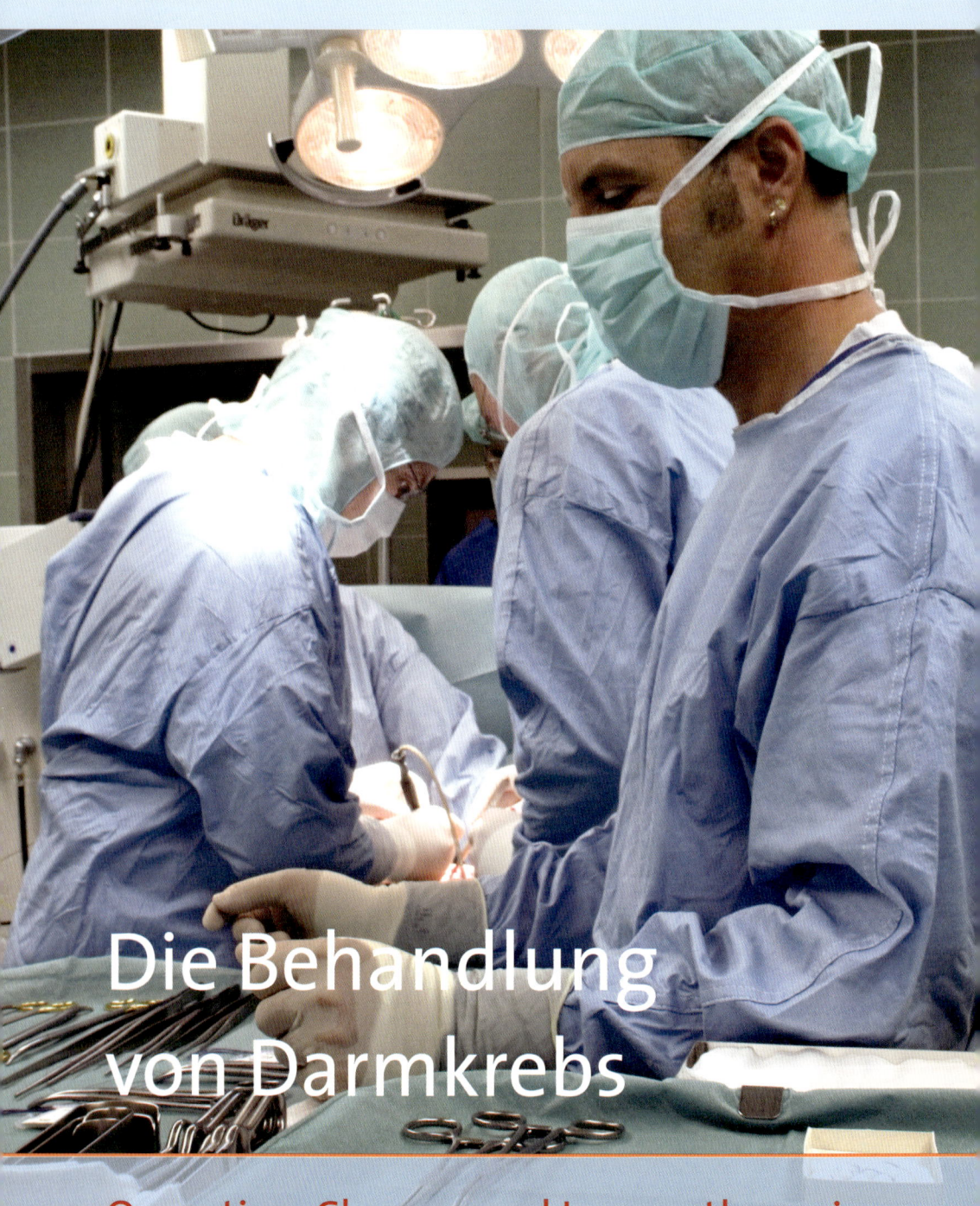

Die Behandlung von Darmkrebs

Operation, Chemo- und Immuntherapie, Bestrahlung, Laser- und Thermoverfahren

Operation bei Darmkrebs

TNM-Klassifikation und Krebsstadium

Entscheidend für eine optimale Behandlung jedes einzelnen Patienten mit Operation und/oder Chemotherapie und/oder Bestrahlung ist die Festlegung des Tumorstadiums. Dies geschieht zunächst vor Therapiebeginn durch klinische Untersuchungen wie Darmspiegelung, Endosonografie, Sonografie, Computertomografie oder Kernspintomogramm. Die Summe dieser Befunde ergibt die klinische (c)TNM-Klassifikation, wobei T Tumor, N Lymphknoten und M Metastasen bedeutet.

Die endgültige TNM-Klassifikation kann aber erst nach der Operation erfolgen, wenn das genaue Ergebnis der feingeweblichen (histologischen) Untersuchung durch den Pathologen vorliegt. Hierbei wird vor allem untersucht, wie tief der Tumor (der von der Schleimhaut ausgeht) die Darmwand infiltriert, ob und wie viele Lymphknoten befallen sind (mindestens zwölf müssen entfernt und untersucht werden) und ob es sich um einen gut oder schlecht differenzierten Tumor handelt (Grading des Tumors).

Jetzt erfolgt die endgültige pathologische (p)TNM-Klassifikation, mit der die Infiltrationstiefe des Tumors (»T«: Graduierung von 1 bis 4), der Befall der Lymphknoten (»N0« oder »N1«) und das Vorhandensein von Absiedlungen in anderen Organen (Fernmetastasen: »M0« oder »M1«) festgelegt werden. Darüber hinaus wird angegeben, ob der Tumor durch die Operation komplett entfernt ist, d.h. ob die Schnittränder tumorfrei sind (»R0«), mikroskopische Tumorreste enthalten (»R1«) oder gar makroskopische Tumorreste (»R2«). Schließlich kann noch beschrieben werden, ob Lymphgefäßinfiltrationen (»L0« oder »L1«) oder Blutgefäßinfiltrationen (»V0« oder »V1«) vorliegen und wie stark der Tumor entartet ist: wenig entartet/gut differenziert (»G1«) bis stark entartet/schlecht differenziert (»G3«). Basierend auf der TNM-Klassifikation

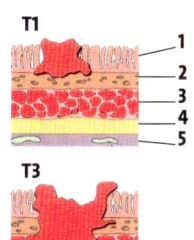

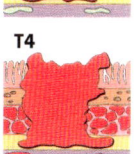

Oben: Schematische Darstellung der Darmwandschichten mit oberflächlichem T1-Karzinom; (1) Schleimhaut, (2) Bindegewebsschicht, (3) Muskelschicht, (4, 5) Serosaschicht.
Mitte: Tiefes Eindringen eines T3-Karzinoms über die Muskelschicht hinaus.
Unten: Erfassung aller Wandschichten eines T4-Karzinoms.

kann das Tumorstadium definiert werden; entweder klassifiziert nach der »Union International Contre le Cancre«/UICC (Stadien 0 bis IV) oder nach der (älteren) »Dukes«-Einteilung (Stadien A bis D).

Diese so komplizierte TNM-Klassifikation und Stadieneinteilung ist deshalb von entscheidender Wichtigkeit, weil die Prognose und das Rückfallrisiko (Rezidiv) damit vorhergesagt werden können. Ist die Prognose eher ungünstig, kann mit einer zusätzlichen (adjuvanten) Chemotherapie und/oder Bestrahlung das Rückfallrisiko vermindert werden.

Für die meisten Tumore des Dick- und Mastdarms steht die Chirurgie an erster Stelle der Behandlungsstrategien. Allein die vollständige Resektion mit mikroskopisch tumorfreiem Rand (»R0-Resektion«) eröffnet eine Heilungschance. Die vollständige operative Resektion einschließlich der regionalen Abflussgebiete der Lymphe bzw. Lymphknoten ist daher immer notwendig, wobei das Ausmaß der Darmresektion weniger von der Ausbreitung des Karzinoms in der Darmwand als vielmehr durch die entsprechenden Lymphabflussgebiete bestimmt wird. Beim Mastdarmkarzinom kommt der vollständigen und anatomisch korrekten Entfernung des umgebenden Fett- und Lymphgewebes (»Mesorektum«) eine ganz entscheidende Prognose zu. Untersuchungen konnten zeigen, dass beim Darmkrebs der Chirurg einen wichtigen Prognosefaktor für die Vermeidung eines Lokalrezidivs darstellt, d. h., dass seine Kunst und Kompetenz für den Krankheitsverlauf entscheidend sind.

Operationsverfahren beim Kolonkarzinom

Je nach Lokalisation des Darmkrebses im etwa 1,3 Meter langen Dickdarmabschnitt müssen ganz unterschiedliche Operationsverfahren eingesetzt werden, um den Primärtumor und die regionalen Lymphknoten vollständig zu entfernen (R0-Resektion). Deshalb genügt es nicht, den Krebs knapp zu entfernen; zu entnehmen sind auch viel gesundes Gewebe um den Tumor und die möglicherweise mit Krebszellen befal-

Die Operation mit vollständiger R0-Resektion des Primärtumors und der regionären Lymphknoten ist die erste entscheidende Therapie von Darmkrebs. Das weitere Vorgehen richtet sich nach den Prognosefaktoren, die die Überlebenswahrscheinlichkeit festlegen – Eindringtiefe des Primärtumors, Befall von Lymphknoten, Vorliegen von Fernmetastasen und molekulare Marker in der Krebszelle.

lenen Lymphknoten. Damit die verschiedenen Operationsverfahren klarer werden, werden im Folgenden die gängigen Operationen dargestellt:
▶ Karzinome des Zökums und des aufsteigenden Darmabschnitts (Kolon aszendens): Hemikolektomie rechts
▶ Karzinome der rechten Flexur und des proximalen Kolon transversum: erweiterte Hemikolektomie rechts; die Arteria colica media wird dabei am Ursprung aus der Arteria mesenterica superior zentral abgebunden. Die distale Resektionsgrenze sollte nahe der linken Flexur liegen.
▶ Karzinom im Querdarm (Kolon transversum): Transversumresektion, je nach Situation werden die Flexuren mitentfernt; falls die Tumoren nahe der Flexuren lokalisiert sind, kann eine erweiterte Hemikolektomie rechts bzw. links notwendig werden.
▶ Karzinome der linken Kolonflexur: erweiterte Hemikolektomie links
▶ Karzinome des Kolon deszendens und des proximalen Sigmas: Hemikolektomie links
▶ Tumoren des mittleren und distalen Sigmas: radikale Sigmaresektion bzw. hohe Rektumresektion
▶ Werden benachbarte Strukturen vom Primärtumor infiltriert, sollten diese so weit als möglich mitentfernt werden (»multiviszerale Resektion«).
▶ Lokal begrenzte Fernmetastasen in Leber oder Lunge sollten ebenfalls in kurativer Absicht reseziert werden. Ob dies gleichzeitig mit der Darmoperation oder in einem zweiten Eingriff erfolgt, muss im Einzelfall entschieden werden.
▶ Beim Kolonkarzinom gibt es durchaus Mehrfachkarzinome, die entsprechend den Lymphabflussgebieten operiert werden müssen.
▶ Bei Karzinomen auf dem Boden einer familiären adenomatösen Polyposis oder einer Colitis ulcerosa sollte eine Entfernung des gesamten Dickdarms (»Proktokolektomie«) erfolgen. Die Funktion des Schließmuskels (Kontinenz) ist dabei nach Möglichkeit zu erhalten. Das Vorlie-

> Die besten Operationsverfahren für Sie im Fall von Darmkrebs erklärt Ihnen Ihr Chirurg.

Hemikolektomie rechts

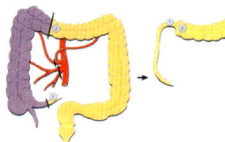

Transversum-Resektion

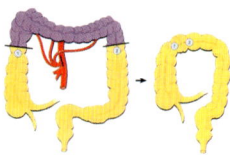

Hemikolektomie links

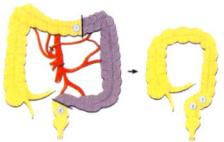

Sigmaresektion

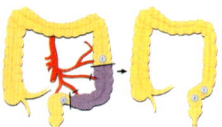

Blau: entfernte Darmanteile mit Darmkrebs. Rechts: Wiederherstellung der Darmpassage.

gen eines Karzinoms – zumal in einem begrenzten Stadium – gilt nicht als Gegenanzeige für die Anlage eines ileoanalen Pouches. Ob bei Patienten mit Syndrom der familiären Kolonkarzinome (HNPCC), d.h. bei Genträgern, eine erweiterte subtotale Kolektomie bei Auftreten eines Karzinoms erfolgen sollte, ist derzeit in der Diskussion.

Operationsmethoden beim Mastdarmkrebs

Ebenso wie bei einem Kolonkarzinom ist beim Rektumkarzinom eine vollständige Resektion (RO-Resektion) notwendig, um eine Heilung zu gewährleisten. Daher stehen wie beim Kolonkarzinom die chirurgischen Verfahren an erster Stelle des Behandlungskonzepts. Wegen der besonderen anatomischen Verhältnisse im kleinen Becken (fehlende Hüllschicht des Darms = Serosa) muss mit einer erhöhten Rate an lokalen Rezidiven gerechnet werden.

Hierbei hat sich gezeigt, dass bei einem Tumor, der das Frühstadium überschritten hat (ab UICC-Stadium II, d.h. wenn klinisch ein T3- oder T4-Tumor oder verdächtige Lymphknotenvergrößerungen vorliegen), bessere Ergebnisse erzielt werden können, wenn vor der (radikalen) Operation eine Vorbehandlung durchgeführt wird. Dies kann entweder mittels kombinierter Strahlen-/Chemotherapie (über ca. sechs Wochen) oder mittels alleiniger Strahlentherapie (»Kurzzeitbestrahlung«, über ca. eine Woche) erfolgen. Ist diese Vorbehandlung nicht erfolgt, dann ist eine Nachbehandlung mittels Radio-/Chemotherapie dringend zu empfehlen. Sie senkt die Rate der Lokalrezidive, eine Lebensverlängerung ist nicht bewiesen. Dies zeigt, dass die Behandlung des Rektumkarzinoms stets eine multimodale Therapie sein sollte. Im Zentrum der Therapie steht zwar die Chirurgie; sie allein ist aber in vielen Fällen nicht adäquat.

Tumoren des Rektums breiten sich innerhalb der Darmwand zum Anus zumeist nur wenige Millimeter aus; allerdings finden sich makroskopische Tumorzellabsiedelungen nach seitlich (in das »Mesorektum«) schon früh, sodass dieses Gewebe – insbesondere bei Tumoren im unteren und mittleren Drittel des Rektums – komplett mitentfernt werden muss (»totale mesorektale Exzision«, »TME«). Für das operative Vorgehen sind der Sitz der Tumoren und das Stadium entscheidend, wobei bei den Rektumkarzinomen noch histologisch in Low-grade- und High-grade-Karzinome unterteilt wird.

Als High-grade-Karzinome gelten schlecht differenzierte, muzinöse und nicht muzinöse Adenokarzinome (G3), Siegelringkarzinome sowie undifferenzierte Karzinome. Der Begriff ist zu unterscheiden von Low- bzw. High-grade, einer Kategorie der T1-Tumoren. Je nach Höhenlokalisation des Karzinoms und seiner Ausbreitung zum Anus hin wird eine Resektion des Enddarms vom Bauchraum aus (»anteriore Rektumresektion«) oder eine komplette Entfernung des Enddarms samt Schließmuskel (»abdomino-perineale Rektumexstirpation«), dann mit Anlage eines dauerhaften künstlichen Darmausgangs (»Kolostoma«) durchgeführt.

Die Entfernung des Lymphabflussgebiets ist immer notwendig. Auch bei einer anterioren Resektion, insbesondere wenn die Naht sehr nahe am Schließmuskel liegt, wird oft ein vorübergehender künstlicher Darmausgang angelegt (»doppelläufiges Ileostoma oder Kolostoma«), um eine gute Heilung der Darmnaht zu ermöglichen. Nach Abschluss der Heilung kann das vorübergehende Stoma dann (etwa acht bis zwölf Wochen nach der ersten Operation) in einer kleinen Operation wieder verschlossen werden.

Bei Tumoren im oberen (ca. 10 bis 15 Zentimeter vom Anus gelegen) und mittleren Rektum (ca. fünf bis zehn Zentimeter vom Anus) ist in der Regel eine anteriore Rektumresektion mit Erhalt der Funktion des Schließmuskels (»Kontinenzerhalt«) möglich. Auch bei tiefsitzenden Tumoren (unteres Drittel, bis fünf Zentimeter vom Anus) gelingt es in erfahrenen Kliniken mit modernen Techniken in einer Reihe von Fällen, den Schließmuskel zu erhalten und damit eine Rektumexstirpation

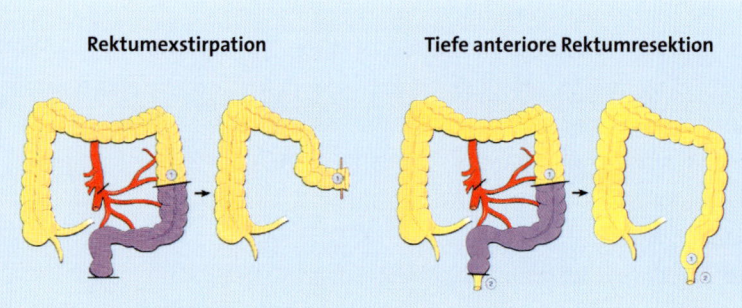

Operationsverfahren beim Rektumkarzinom. Blau: entfernte Darmanteile mit dem Karzinom. Rechts: Wiederherstellung der Passage.

und ein dauerhaftes Kolostoma zu vermeiden. Die Chance hierzu kann durch eine kombinierte Strahlen-/Chemotherapie vor der Operation (»neoadjuvante Therapie«) erhöht werden. Bei Karzinomen des oberen Drittels sollte der Sicherheitsabstand nach unten (»aboral«) und nach oben (»oral«) fünf Zentimeter (entspricht drei Zentimetern am frischen, nicht ausgespannten Resektat) betragen. In den unteren beiden Dritteln genügen zwei Zentimeter Sicherheitsabstand (ein Zentimeter am frischen, nicht ausgespannten Resektat). Allerdings wird geraten, bei High-grade-Karzinomen einen größeren Sicherheitsabstand (drei bis vier Zentimeter) einzuhalten.

Eine Ausnahme von der radikalen Resektion inklusive Lymphadenektomie und Resektion des Mesorektums gilt lediglich für die kleinen Karzinome (uT1, palpatorisch mit der Schleimhaut verschieblich) des unteren Drittels vom Typ Low-risk und ohne sonografische Hinweise für Lymphknotenbefall. Diese Tumore können vom Anus aus (»transanal«) begrenzt ausgeschnitten werden (»Vollwandexzision«). Tumoren vom Typ High-risk (solche, die die erwähnten Kriterien nicht erfüllen) oder bei denen sich nach lokaler Entfernung doch ein höheres Tumorstadium oder Infiltrationen (z.B. L1 oder V1) zeigen, werden mit einer anterioren Resektion operiert; falls das nicht möglich ist, kann – trotz kleinen Tumors – eine Rektumexstirpation notwendig sein.

Werden Polypen endoskopisch abgetragen und findet sich ein pT1-Karzinom, kann auf eine onkologische Nachresektion verzichtet werden, wenn die Kriterien eines Low-risk-Polypen vorliegen: pT1, G1-2, keine Lymph- oder Blutgefäßinfiltration (L0, V0), histologisch freier Resektionsrand von zwei Millimetern, gestielter Polyp. Ist eines dieser Kriterien nicht erfüllt, sollte wie oben beschrieben nachoperiert werden.

Bei Mehrfachkarzinomen muss sich das Ausmaß der Resektion an der Lokalisation der Tumoren orientieren.

Wird ein Rektumkarzinom operiert, das auf dem Boden einer Colitis ulcerosa oder einer familiären adenomatösen Polyposis entstanden ist, muss eine Proktokolektomie, in der Regel mit Erhaltung der Kontinenz, erfolgen. Die Karzinomerkrankung ist keine Kontraindikation zur Anlage eines ileoanalen Pouches, insbesondere bei Tumoren in frühen Stadien.

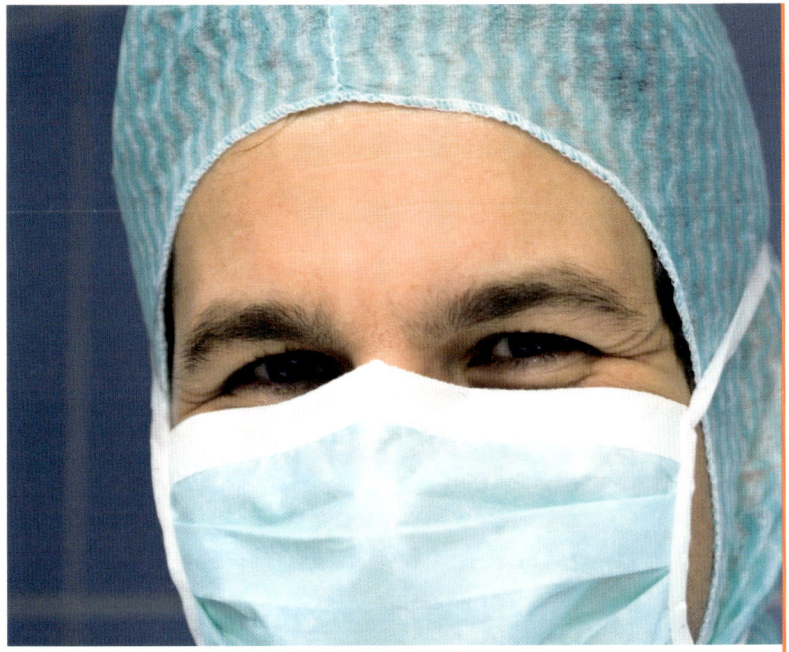

Vertrauen ist ein wichtiger Teil des Behandlungserfolgs.

Der künstliche Darmausgang

Die Anlage eines dauerhaften künstlichen Darmausgangs (Anus praeter, Kolostoma) bedeutet natürlich für den Patienten eine wesentliche Einschränkung der Lebensqualität. Dieses so genannte Stoma ist deshalb auch nur zu vertreten, wenn dadurch eine Heilung der Krebserkrankung wahrscheinlich ist.

Die Versorgung eines künstlichen Darmausgangs setzt voraus, dass dieser fachgerecht angelegt ist, d.h., der zuführende Dickdarmschenkel darf keine Siphon- oder Knickbildung aufweisen, das Stoma muss im linken Unterbauch in gebührendem Abstand von Narbenbildungen und Hautfalten angelegt sein, damit das Aufkleben eines Auffangbeutels möglich ist.

Ein wesentlicher Komfort im Umgang mit dem künstlichen Darmausgang kann erreicht werden durch die so genannte Irrigation. Hierbei macht sich der Patient selbst einen Einlauf mit etwa einem bis eineinhalb Liter lauwarmen Wasser und erwirkt so eine komplette Entleerung des gesamten Dickdarms. Dadurch kommt es in den folgenden 24 bis 48 Stunden zu keiner ungewollten Entleerung des Darms. Wenn sich diese Methode der täglichen Darmspülung eingespielt hat, kann sogar auf das Tragen eines Beutels verzichtet werden, und der künstliche Darmausgang wird lediglich mit einer so genannten Stomakappe geschützt. Die Anleitung zur Irrigation sollte unbedingt durch eine Fachkraft nach Rücksprache mit dem Operateur erfolgen.

Die weitere Therapieplanung

Für die Therapieplanung nach der Operation, ob also eine adjuvante Chemotherapie allein oder in Kombination mit einer Bestrahlung der Tumorregionen erfolgen sollte, um das Rückfallrisiko zu verringern, sind folgende Parameter notwendig:
▶ Vollständigkeit der Tumorentfernung: R-Klassifikation (R0, R1, R2)

DIE WEITERE THERAPIEPLANUNG

▸ Tumorgröße, Invasionstiefe: T-Kategorie (T1, T2, T3, T4)
▸ Einriss oder Einschnitt in den Tumor (gilt wie T4)
▸ Ausmaß und Qualität der mesorektalen Exzision
▸ Ausmaß über die Zahl untersuchter und befallener Lymphknoten: N-Kategorie
▸ Angabe des histologischen Regressionsgrads, falls eine neoadjuvante Chemo- oder Strahlentherapie erfolgt ist, d. h. wie weit sich der Tumor bereits vor der Operation zurückgebildet hat

Bezüglich der Operationstechnik und des perioperativen Managements haben sich über die letzten Jahre einige neue Aspekte ergeben. Ähnlich wie bei der Gallenblasenentfernung (Cholezystektomie) können Darmresektionen prinzipiell auch in »Schlüssellochtechnik« (minimalinvasiv, laparoskopisch) durchgeführt werden. Das Ziel dabei ist es, mit möglichst kleinen Schnitten an der Bauchwand auszukommen, in der Hoffnung, die Schmerzen und Beschwerden des Patienten nach der Operation zu minimieren.
Grundsätzlich scheint eine onkologisch radikale Operation in entsprechend erfahrenen Zentren mit dieser Technik möglich zu sein. Inwieweit sie wirklich Vorteile für den Patienten bringt, muss allerdings im Rahmen von klinischen Studien noch untersucht werden.
Eine weitere Neuerung, die zu einer schnelleren Erholung der Patienten nach einer Operation beiträgt, ist die Einführung so genannter Fast-Track-Behandlungskonzepte. Hierbei wird versucht, durch ein verändertes perioperatives Management (intensivierte Krankengymnastik, optimierte Schmerzbehandlung, weitgehender Verzicht auf präoperative Darmspülung, Minimierung von Infusionen und sehr schneller postoperativer Kostaufbau) die Erholungsphase nach der Operation und damit die Zeit stationär im Krankenhaus möglichst zu verkürzen. Der wirkliche Erfolg solcher Konzepte muss jedoch noch genauer untersucht werden.

DIE BEHANDLUNG VON DARMKREBS

Adjuvante/neoadjuvante Chemo- und Immuntherapie, Bestrahlung

> Durch eine neoadjuvante oder adjuvante Chemo- bzw. Strahlentherapie sollen schlafende Karzinomzellen in den Lymphknoten, in Leber oder Lunge abgetötet werden, um die Prognose der Patienten zu verbessern und das Rückfallrisiko zu verringern.

Unter systemischer Krebstherapie versteht man eine Chemo- oder Immuntherapie, die durch die Vene oder in Tablettenform gegeben wird. Systemisch wird sie genannt, da sie nicht nur an einem Ort oder in einem Organ wirken kann, sondern in nahezu allen Organen. Dies hat den Vorteil, dass auch einzelne Krebszellen, die bereits vom Darm aus in andere Organe verschleppt wurden, abgetötet werden können.

Unter neoadjuvanter systemischer Chemotherapie versteht man eine Behandlung mit Zytostatika vor einer Operation, oft auch parallel zu einer Bestrahlung. Ziel ist es, vor allem beim Mastdarmkrebs den Tumor vor Operation zu verkleinern, um damit eine vollständige operative Entfernung zu ermöglichen. In einigen Fällen kann dies auch helfen, einen dauerhaften künstlichen Darmausgang (Anus praeter) zu vermeiden.

Unter adjuvanter Chemotherapie oder **Radio-Chemotherapie** versteht man eine Behandlungsform, die nach der Darmoperation durchgeführt wird, also nachdem sämtliches sichtbares Tumorgewebe und gegebenenfalls Lymphknotenmetastasen entfernt wurden, wobei aber noch »schlafende« Tumorzellen in Lymphknoten oder anderen Organen vorhanden sein können. Durch diese adjuvante Chemotherapie, meist über ein halbes Jahr (beim Mastdarmkrebs in Verbindung mit der Strahlentherapie), sollen diese Tumorzellen abgetötet werden. Schlafende Tumorzellen sind weder mit Ultraschall oder Computertomografie noch mit der Kernspintomografie zu erkennen. Sie sind aber die Ursache für Rückfälle, die meist innerhalb von fünf Jahren nach der Primäroperation auftreten.

Unter palliativer Chemo- oder **Immuntherapie** versteht man intravenöse Chemo- oder Immuntherapien, Tabletten sowie Medikamente, die

CHEMO- UND
IMMUNTHERAPIE,
BESTRAHLUNG

die Tumorgefäßbildung (Angiogenese) hemmen, wenn bereits Fernmetastasen des Darmkrebses bestehen, die nicht operativ entfernt werden können. Diese Medikamente, die zur systemischen Therapie verwendet werden, sind kompliziert, da sie vielen Substanzgruppen angehören, im Körper unterschiedlich verteilt werden und die Tumorzelle unterschiedlich abtöten. Mit dieser Therapie kann – auch bei bereits vorhandenen Absiedelungen – das Leben der Patienten um Jahre verlängert und die Lebensqualität über lange Zeit erhalten werden.

Adjuvante Chemo- und Strahlentherapie bei Darmkrebs

Ziel einer adjuvanten Chemo-Immuntherapie und Bestrahlung ist es, das Risiko eines Rückfalls (Rezidiv) durch Abtötung der schlafenden Krebszellen in Lymphknoten, Leber oder Lunge zu senken. Im Vorfeld muss ein Spezialist feststellen, ob die folgenden Voraussetzungen erfüllt sind:

▸ Eine Operation mit RO-Resektion, d.h., dass makroskopisch und mikroskopisch bei der feingeweblichen Untersuchung keine Tumorreste vorhanden sind
▸ Verfügbarkeit von Medikamenten, deren Wirkung belegt ist
▸ Die Therapie muss innerhalb von sechs Wochen nach der Operation beginnen. Die Dauer der Behandlung ist derzeit sechs Monate
▸ Die Rezidivrate entsprechend der TNM-Klassifikation ohne adjuvante Chemo- oder Strahlentherapie sollte unter 30 % liegen.

Adjuvante Chemotherapie beim Kolonkarzinom

Eine adjuvante Chemotherapie nach der kompletten chirurgischen Entfernung des Primärtumors und der Lymphknoten verbessert die Prognose des Patienten.

> Beim Kolonkarzinom wird nur im Stadium III eine Chemotherapie durchgeführt, beim Rektumkarzinom wird eine kombinierte Strahlen- und Chemotherapie im Stadium II und III empfohlen.

Folgende Behandlungsmöglichkeiten sind derzeit Standard:
- 5-Fluorouracil und Folinsäure Tag 1 bis 5, Wiederholung an Tag 28, über 6 Monate (Mayo-Regime)
- 5-Fluorouracil und Folinsäure wöchentlich über 6 Monate (Petrelli-Regime)
- Capecitabin-Tabletten täglich über 6 Monate
- Chemotherapie nach dem FOLFOX-Protokoll, Wiederholung alle 2 Wochen, über 6 Monate

Welche der drei Formen gegeben werden soll, muss der Hämatologe und Onkologe entscheiden. Während im UICC-Stadium I und II des Kolonkarzinoms mit einer recht guten Prognose von 90 bis 95 % bzw. 75 bis 80 % Heilungschancen keine adjuvante Chemotherapie durchgeführt wird, wird im Stadium III (d.h. wenn Lymphknoten befallen sind, unabhängig vom T-Stadium des Tumors) des Kolonkarzinoms eine adjuvante Chemotherapie empfohlen, da das Rückfallrisiko in diesem Stadium rund 50 % beträgt. Eine zusätzliche Bestrahlung ist beim Kolonkarzinom, anders als beim Rektumkarzinom, ohne Vorteil für den Patienten.

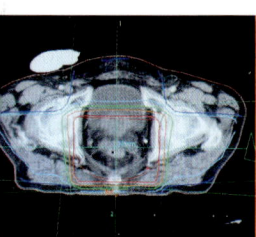

Bestrahlungsfeld beim Rektumkarzinom

Adjuvante Chemo- und Strahlentherapie beim Rektumkarzinom

Voraussetzung für eine systemische adjuvante Therapie beim Rektumkarzinom ist heute die totale mesorektale Exzision (TME) mit R0-Resektion, d.h. vollständige Entfernung des Rektumkarzinoms. Die histopathologische Untersuchung des Tumorresektats muss sorgfältig durchgeführt werden, um die TNM-Klassifikation bzw. das Stadium festzulegen. Im UICC-Stadium I ist eine adjuvante Chemo- und Strahlentherapie nicht indiziert. Dagegen werden alle Patienten im UICC-Stadium II und III (pT3-4, pN0, M0) und III (jedes pT, pN1-2, M0) einer Radio- und Chemotherapie zugeführt.

Die Strahlentherapie kann vor der Operation (präoperativ) oder nach der Operation (postoperativ) durchgeführt werden. Mehrere Metho-

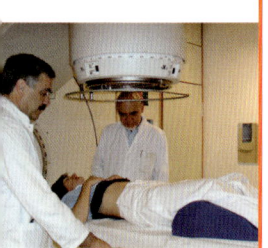

Einstellen des Bestrahlungsfelds mit einem modernen Bestrahlungsgerät

den sind etabliert, die die Spezialisten für jeden Patienten festlegen. Die TNM-Klassifikation, das Stadium und die Qualität der Operation sind die wesentlichen Prognoseparameter für ein Lokalrezidiv oder Fernmetastasen. Die postoperative Bestrahlung senkt die Rate der Lokalrezidive, während die Chemotherapie eine Reduktion der Metastasierung bewirkt. Nur die Kombination von beiden Behandlungsmethoden ist beim Mastdarmkrebs derzeit sinnvoll.

Neoadjuvante Chemo- und Strahlentherapie beim Rektumkarzinom

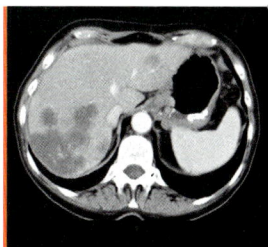

Im CT Nachweis von mehreren Lebermetastasen eines Kolonkarzinoms

Liegt beim Patienten ein lokal fortgeschrittenes Rektumkarzinom vor (T3 oder T4) oder besteht der Verdacht auf Lymphknotenbefall (N1), sollte vor der Operation eine neoadjuvante kombinierte Strahlen-Chemotherapie durchgeführt werden, wofür mehrere Behandlungsregime etabliert sind. Neben der Verbesserung des Operationsergebnisses mit einer geringeren Rezidivrate wird bei tiefsitzenden Tumoren die Chance auf einen Erhalt des Schließmuskels erhöht, sodass kein dauernder künstlicher Darmausgang angelegt werden muss.

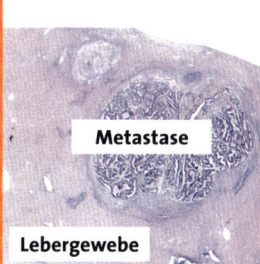

Histologie von Lebermetastasen unter der Leberkapsel eines Kolonkarzinoms

Therapien bei Fernmetastasen

Nach Diagnose und Operation eines kolorektalen Karzinoms besteht über fünf Jahre ein erhöhtes Risiko für ein lokoregionäres Rezidiv (3 bis 24%), für Fernmetastasen (25%) oder für einen Zweittumor im Darm (1,5 bis 10%). Das Risiko ist abhängig von TNM-Klassifikation und Tumorstadium. Qualität und Art des gewählten Operationsverfahrens beeinflussen – besonders beim Rektumkarzinom – die Häufigkeit von lokoregionären Rezidiven und das Überleben. Deshalb sollte der Patient mindestens fünf Jahre lang regelmäßig zur Nachsorge zum Hausarzt und zum Spezialisten gehen.

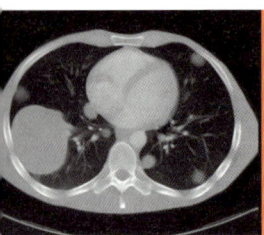

Im CT Nachweis mehrerer runder Lungenmetastasen

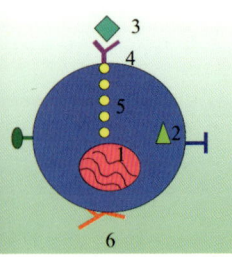

Schematische Darstellung einer Krebszelle mit den verschiedenen Angriffsstrukturen für Krebsmedikamente

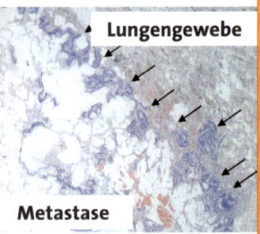

Histologie einer Lungenmetastase eines Dickdarmkarzinoms

Palliative Chemo-Immuntherapie

Kommt es zum Auftreten von Metastasen in Leber oder Lunge, die durch eine Operation nicht entfernt werden können, besteht die Indikation für eine palliative systemische Chemo- oder Immuntherapie. Die Frage, ob bestehende Leber- oder Lungenmetastasen operativ entfernt werden können, sollte durch einen Chirurgen erfolgen, der über entsprechende Erfahrung in der Leber- bzw. Lungenchirurgie verfügt.

Die palliative Chemotherapie sollte bei nachgewiesenen inoperablen Metastasen, auch bei Fehlen von Symptomen wie Gewichtsverlust, Schmerzen, Nachtschweiß oder mangelnde Leistungsfähigkeit erfolgen. Ein hohes Alter allein ist keine Kontraindikation gegen eine Chemotherapie. Es gibt inzwischen mehrere wirksame Zytostatika und Antikörper, die das Wachstum und die Gefäßneubildung von Krebsmetastasen hemmen können. Die Lebenserwartung kann dank der neuen Chemo- und Immuntherapien heute um Jahre verlängert werden. Die unterschiedlichen Angriffspunkte und Wirkungen der Zytostatika und Antikörper in und auf Krebszellen kennt man recht genau. Der Angriffsort kann sein (siehe mittlere Abbildung links):

▶ Hemmung der DNS im Zellkern (1)
▶ Hemmung eines Enzyms im Zellleib (2)
▶ Hemmung eines Rezeptors für Wachstumsfaktoren auf der Oberfläche (3 + 4)
▶ Hemmung der Informationsübermittlung, der Signaltransduktion in der Krebszelle (5)
▶ Hemmung der Tumorgefäße-Neubildung (Neoagiogenese; 6)

Das Ziel der Krebsmedikamente ist die Zerstörung der Tumorzelle oder die Wachstumshemmung. Aufgrund der verschiedenen Angriffspunkte in und auf der Krebszelle ist es sinnvoll, mehrere Medikamente zu kombinieren, um die Wirkungen zu verstärken und die Nebenwirkungen auf andere Organe zu vermindern. Man spricht dann von einer Polychemotherapie. Die wichtigste Wirksubstanz ist 5-Fluorouracil, das bereits 1953 als falscher Baustein für die DNS entwickelt wurde. Es handelt sich um einen normalerweise in der Körperzelle vorhandenen DNS-Baustein, das Thymidin, in das aber ein Fluoratom eingebaut wurde. Häufig wird 5-Fluorouracil zusammen mit Folinsäure, einer vitaminähnlichen Substanz, gegeben, da die Kombination zu einer Wirkungsverstärkung führt. Neben neuen Zytostatika, wie Capecitabin, Tegafur/Uracil, Oxaliplatin und Irinotecan, stehen heute wirksame Immuntherapien zur Verfügung. Als Erfolg versprechende Angriffspunkte gelten der Epidermale Wachstumsfaktor-Rezeptor (EGF-R), der durch den monoklonalen Antikörper Cetuximab gehemmt wird. Im Gegensatz zu den monoklonalen Antikörpern, die den epidermalen Wachstumsfaktorrezeptor auf der Oberfläche der Krebszellen hemmen, blockieren kleinere Substanzen (»small molecules«) wie Gefitinib und Erlotinib zielgerichtet die Informations- und Wachstumsübermittlung, die Signaltransduktion, in der Krebszelle.

Auch die Neubildung von Gefäßen der Krebszellen (Neoangiogenese) kann durch neue Antikörper gehemmt werden. Bevacizumab hemmt auf den Tumorgefäßen den epidermalen Wachstumsfaktor-Rezeptor (VEGF-R), wodurch dem Krebs »das Wasser abgegraben« wird und er abstirbt.

Folgende einzelne Zytostatika, Antikörper und »kleine Moleküle« werden in der adjuvanten, neoadjuvanten und palliativen systemischen Therapie derzeit verwendet. Die zunehmende Zahl neuer Substanzen erhöht die Möglichkeit für wirkungsvolle Kombinationen.

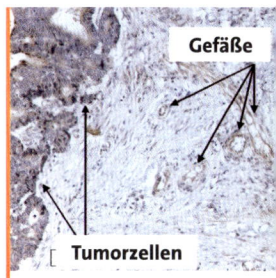

Immunhistochemische Färbung eines kolorektalen Karzinoms zur Darstellung des VEGF-Rezeptors: Tumorzellen und ihre Gefäße sind braun markiert.

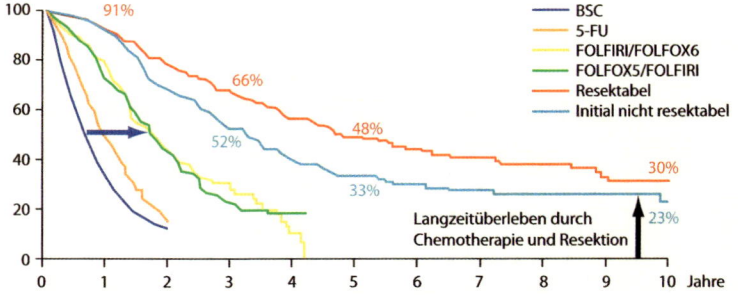

Wesentliche Verlängerung des Überlebens von Patienten mit bereits metastasiertem kolorektalem Karzinom durch neue Behandlungskonzepte

5-Fluorouracil (5-FU) Ein Antimetabolit. 5-FU kann als Bolus oder über 24 oder 48 Stunden, über eine Pumpe intravenös sogar über Wochen gegeben werden.

Capecitabin Ein Prodrug, kann in Tablettenform eingenommen werden, da es erst in der Leber zu 5-FU umgewandelt wird. Deshalb wirkt es ähnlich wie 5-FU.

Uraciltorafur (UFT) Ein Prodrug, das in Tablettenform eingenommen wird. Es besteht aus den zwei Komponenten Tegafur und Uracil.

Folinsäure verstärkt die Wirkung von 5-FU.

Oxaliplatin wirkt durch eine Bindung an die DNS mit Hemmung der Replikation und Transkription der DNS.

Irinotecan Ein Topoisomerase-I-Hemmstoff, hemmt die DNS und die RNS durch Einzelstrangbrüche.

Mitomycin gehört in die Gruppe der Alkylanzien und fördert die Apoptose (Zelltod).

Cetuximab Ein monoklonaler Antikörper, der auf Krebszellen den epidermalen Wachstumsfaktor-Rezeptor (EGF-R) hemmt. Durch die Anlagerung des Antikörpers an den Rezeptor wird die Signaltransduktion in der Krebszelle und so das Wachstum gehemmt und die Apoptose erhöht.

Bevacizumab Ein monoklonaler Antikörper, der gegen den vaskulären, endothelialen Wachstumsfaktor (VEGF) gerichtet ist. Nach intravenöser Infusion dieses Antikörpers bindet er an VEGF-Rezeptoren, wodurch die Tumorgefäße nicht weiter wachsen und dem Tumor »das Wasser abgegraben« wird.

Gefitinib und Erlotinib »Kleine Moleküle« und eine von mehreren neuen Substanzen, die die Signaltransduktion in der Krebszelle hemmen können. Sie hemmen nicht den Wachstumsfaktor-Rezeptor auf der Oberfläche der Tumorzelle, sondern die Signaltransduktion in der Krebszelle, wodurch das Wachstum der Krebszelle gehemmt wird.

Die alten und wirksamen neuen Zytostatika sowie monoklonalen Antikörper müssen nun sinnvoll bei Patienten mit Darmkrebs bei der adjuvanten und palliativen Chemotherapie eingesetzt werden. Da die

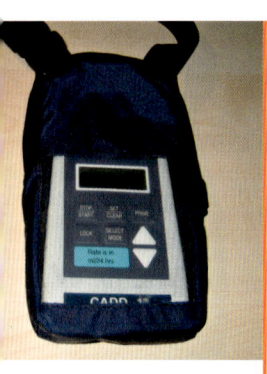

Pumpe für Chemotherapie über Tage bis Wochen

Chemotherapieregime beim kolorektalen Karzinom

Chemotherapieregime	Zytostatika
CAPE	Capecitabin
TEGAFUR	Tegafur/Uracil
FU/FA (Bolus)	5-Fluorouracil + Folinsäure
FU/FA (Pumpe)	5-Fluorouracil + Folinsäure
RALI	Ralitrexed
CAPOX	Capecitabin + Oxaliplatin
CAPIRI	Capecitabin + Irinotecan
CAPE/MC	Capecitabin + Mitomycin C
TOMOX	Ralitrexed + Oxaliplatin
FOLFOX	Folinsäure + 5-Fluorouracil + Oxaliplatin
FOLFIRI	Folinsäure + 5-Fluorouracil + Irinotecan
FLOX	Folinsäure + 4-Fluorouracil + Oxaliplatin
FOLFIRI + CETUXIMAB	FOLFIRI + Cetuximab
FOLFIRI + BEVACIZUMAB	FOLFIRI + Bevacizumab
FOLFOX + BEVACIZUMAB	FOLFOX + Bevacizumab

Auch wenn Leber- oder Lungenmetastasen vorhanden sind, kann eine Heilung erzielt oder das Leben bei guter Lebensqualität deutlich verlängert werden.

Krebszellen nach einer längeren Therapiedauer häufig resistent werden, d.h., nicht mehr auf die Therapie ansprechen, müssen andere Therapieregime eingesetzt werden. Die Abkürzungen der Chemotherapieregime ist einfach zu verstehen. Sie setzen sich meist aus den Anfangsbuchstaben einzelner Substanzen zusammen. Aus den einzelnen Substanzen wurden mehrere Therapieregime etabliert und in klinischen Studien ihre Wirksamkeit nachgewiesen. In der obenstehenden Tabelle werden die effektivsten Chemotherapieregime und deren Zusammensetzung genannt.

Regionale Chemotherapie

Aufgrund des Blutzuflusses über die Pfortader, die das Blut vom Darm durch die Leber führt, ist die Leber der häufigste Metastasierungsort kolorektaler Karzinome. Die Zellen werden dorthin verschleppt, wenn der Primärtumor nicht frühzeitig entdeckt und durch Operation entfernt wird. Sie wandern dann aus dem Gefäßsystem in die Leber ein, bilden Tumorgefäße und können dort anwachsen. Die regionale Tumortherapie geht von der Voraussetzung aus, dass eine höhere Zytostatikadosis über eine längere Zeit im Krebsgewebe in der Leber wirken kann und dass so auch die Nebenwirkungen in anderen Organen vermindert werden. Voraussetzung ist das Einbringen eines Verweilkatheters in die Leberarterie (Arteria hepatica), entweder als Perkutan-Katheter, arterieller Port oder vollimplantierbares Pumpensystem. Im ersten Fall geht man von der Leiste aus, punktiert die Leistenarterie und schiebt den Katheter über die Bauchschlagader (Aorta) bis zur Leber vor. Eine Indikation für eine regionale Chemotherapie kann dann überlegt werden, wenn Lebermetastasen nicht mehr operativ angegangen werden können oder auf eine systemische Chemotherapie nicht mehr ansprechen.

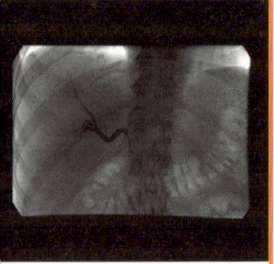

Regionale Tumortherapie mit Zytostatika in die Leberarterie mittels Katheter

Bestrahlung

Treten nicht operable Metastasen, z.B. am Skelettsystem, im Gehirn oder an der Haut auf, können diese Herde durch moderne Bestrahlungstechniken gewebeschonend vollständig oder weitgehend vernichtet werden. Dies geschieht vor allem für schmerzhafte oder zur Instabilität führende Knochen- oder bei Hirnmetastasen, die ja stets mit einer großen Gefährdung des Patienten einhergehen, da Lähmungen, Persönlichkeitsveränderungen und auch Krampfanfälle auftreten können. In der Regel werden 2 Gy pro Tag auf die Tumorregion appliziert, jeweils an fünf aufeinander folgenden Tagen über eine Dauer von drei bis vier Wochen. Alternativ kann auch bei einzelnen Herden eine stereotaktische Bestrahlung oder eine interstitielle Bestrahlung (im Gewebe eingebrachte Strahler) mit hoher Dosis kleinvolumig appliziert werden.

Operative Maßnahmen bei Metastasen in Leber, Lunge, Gehirn

Treten Leber-, Lungen- oder Gehirnmetastasen auf, hängt das weitere Vorgehen von der Größe und der Lokalisation der Metastasen ab. Patienten mit auf die Leber und/oder Lunge beschränkten Metastasen sollten primär einer operativen Therapie unterzogen werden. Die Indikation zur primären Resektion von Lebermetastasen hängt von Größe, Lokalisation, etwaigen Vorschädigungen der Leber und wesentlich von der Erfahrung des Operateurs ab. Voraussetzung für eine sinnvolle Operation bezüglich Überlebenszeit oder Lebensqualität ist eine R0-Resektion. Die Metastase/n müssen vollständig und mit genügendem Sicherheitsabstand entfernt werden. Nur dann ist eine Heilung möglich.

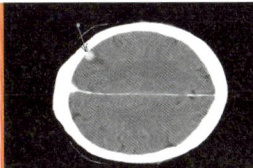

Im CT Nachweis einer Metastase im Gehirn

Auch die Indikation zur primären Entfernung von Lungenmetastasen hängt von der Lokalisation der Lungenmetastasen, etwaigen vorhandenen Vorschädigungen der Lunge sowie der Erfahrung des Operateurs ab. Es sollten parenchymschonende Verfahren angewendet werden, d.h., nicht tumorbefallene Teile des Organs sollten möglichst geschont werden. Um eine optimale Therapie durchzuführen, sollten die Patienten daher in ausgewiesenen Zentren vorgestellt und operiert werden. Ob nach der (kompletten) operativen Entfernung von Lungen- und/oder Lebermetastasen eine Chemo- oder Immuntherapie sinnvoll ist, ist noch nicht durch Studien abgesichert und wird derzeit untersucht.

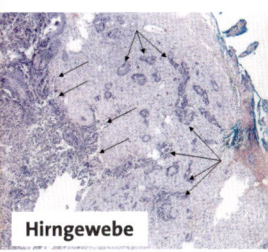

Histologie einer neurochirurgisch entfernten Gehirnmetastase eines Patienten mit Dickdarmkarzinom

Auch bei Gehirnmetastasen sollte, falls möglich, eine neurochirurgische Entfernung der Hirnmetastasen erfolgen, da eine Lokalisation von Tumorgewebe im Gehirn immer rasch gefährlich werden kann.

Tritt ein Lokalrezidiv im Bereich des Darms auf, sollte eine individuelle Therapieentscheidung in Abhängigkeit vom Befund und der Vorbehandlung, insbesondere der verabreichten Strahlendosis getroffen werden. Besteht beim Rektumkarzinom die Möglichkeit einer R0-Resektion, sollte ohne weitere präoperative Therapie eine primäre Operation erfolgen. Bei fraglicher R0-Resektionsmöglichkeit sollte eine neoadjuvante Radio-Chemotherapie erwogen werden.

Beim lokoregionären Lymphknotenrezidiv beim Kolonkarzinom sollte – sofern möglich – der Versuch einer kompletten Resektion erfolgen.
Problematisch kann eine Tumorzellaussaat im Bauchfell (Peritoneum) sein, eine Peritonealkarzinose. Dieser Bauchfellbefall ist – gerade in frühen Stadien – mit der Sonografie oder der Computertomografie nicht erkennbar und zeigt sich erst bei einer Operation. Bei sehr begrenztem Befall und limitierter Tumormenge kann eine radikale Operation (mit ausgedehnter Entfernung des Bauchfells und meist auch größerer Anteile des Darms) mit nachfolgender erhitzter Chemotherapie direkt in den Bauchraum (»intraperitoneale hypertherme Chemotherapie«) im Einzelfall sinnvoll sein. In den meisten Fällen ist dann eine palliative Chemotherapie angezeigt.

Interventionelle Therapieverfahren

Seit einigen Jahren werden verschiedene lokale Therapieverfahren bei Lebermetastasen kolorektaler Karzinome angewandt. Diese Therapieformen können von Radiologen, von Internisten oder auch von Chirurgen durchgeführt werden. Die Indikation besteht bei Lebermetastasen bis zu einer Größe von fünf Zentimeter Durchmesser, bei denen technische oder auch durch Komorbidität bedingte Inoperabilität besteht. Metastasen bis zu drei Zentimeter Durchmesser können oft vollständig beseitigt werden, über drei Zentimeter verkleinert werden. Unter Umständen können diese Verfahren auch in Kombination mit einer Operation und Resektion zum Einsatz kommen, wenn z.B. eine große Metastase im rechten Leberlappen reseziert und eine kleine Metastase im linken Leberlappen lokal zerstört wird, sodass letztlich eine komplette Tumorentfernung erreicht ist.

Die Äthanol-Instillation erfordert den geringsten technischen Aufwand, wobei die Verteilung des Alkohols jedoch nicht exakt im Tumorherd vorhersehbar ist. Dieses Verfahren ist für Tumore, die von der Leber ausgehen (hepatozelluläre Karzinome), geeignet, da diese meist eine Kapsel aufweisen. Bei kolorektalen Lebermetastasen hingegen kommt das Verfahren nur in sehr seltenen Ausnahmefällen zum Einsatz. Außerdem kann diese Behandlung sehr schmerzhaft sein und macht unter Umständen eine Allgemeinnarkose notwendig.

Bei der Radiofrequenzablation (»RFA«) werden monopolare Elektroden von 30 bis 50 Watt in den Tumor eingebracht und die Tumorzellen »verkocht«. Dieses Verfahren ist in Deutschland am weitesten verbreitet und kommt bei kolorektalen Lebermetastasen am häufigsten zum Einsatz. Die Anwendung kann intraoperativ erfolgen, z. B. im Rahmen einer Resektion; meist wird die Behandlung jedoch mit örtlicher Betäubung unter Sonografie- oder Computertomografiekontrolle durchgeführt.

Bei der Kältebehandlung (»Kryotherapie«) werden zwei Tau-Frier-Zyklen à zehn Minuten durchgeführt. Es entstehen Zelluntergänge von zwei bis drei Zentimetern Durchmesser, bei Mehrsondentechnik bis zu fünf Zentimeter. Der Vorteil liegt in der guten Steuerbarkeit und in der Schmerzfreiheit. Nachteil des Verfahrens ist, dass es nur im Rahmen einer Operation eingesetzt werden kann.

Die Laserablation oder Laser-induzierte Thermotherapie ist besonders aufwändig, da temperatursensitive Sequenzen mit entsprechender Software eingesetzt werden müssen. Die Ergebnisse entsprechen jedoch in etwa denen der Radiofrequenzablation.

Zur lokalen Tumorkontrolle bei inoperablen Lebermetastasen wurden diese Therapieverfahren etabliert, deren Stellenwert im gesamten onkologischen Behandlungskonzept jedoch noch ungeklärt sind. Bislang ist jedoch noch nicht bewiesen, dass diese lokalen Therapieverfahren in der Leber allein zu einer Lebensverlängerung führen.

Anlage eines Ports oder Hickman-Katheters

Indikationen für permanent implantierte Kathetersysteme sind eine längere Chemo- oder Immuntherapie, parenterale Ernährung oder Schmerztherapie. Die Vorteile von zentralen venösen Kathetern sind einfache Implantation unter die Haut, ambulante Behandlung, Vermeidung von schmerzhaften Venenpunktionen und lange Verwendbarkeit.

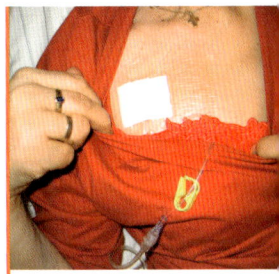

Ein Portkatheter für die Chemotherapie – kaum zu bemerken

Es stehen verschiedene Kathetersysteme zur Verfügung:
- Passagere Katheter, die nur wenige Tage bis Wochen liegen
- Permanente Katheter, die über Wochen bis Monate liegen
- Portkatheter-Systeme, die unter die Haut implantiert werden und Monate bis Jahre liegen

Die Entscheidung für ein bestimmtes Kathetersystem trifft der Arzt mit dem Patienten zusammen. Die zentralvenösen Katheter können über verschiedene Venen am Hals, an der Schulter, am Unterarm oder am Oberschenkel eingelegt werden.

Chemotherapien werden über mehrere Stunden, ja über Wochen gegeben, damit die Wirkung besser und Nebenwirkungen geringer werden. Dies wäre ohne die Anlage eines zentralen Katheters nicht möglich. Wird er nicht mehr gebraucht, kann er unter lokaler Betäubung entfernt werden.

> Chemotherapie, Ernährung oder Schmerztherapie können über Monate auch ambulant zu Hause gegeben werden.

Evaluation in der Krebstherapie

Die meisten Zytostatika wirken nicht nur auf Tumorzellen, sondern auch auf andere Organe wie die Lunge, Haut, Immunsystem, Herz, Nervensystem und Gehirn und verursachen deshalb Nebenwirkungen. Vor allem bei älteren Patienten, die in der Regel mehrere Erkrankungen haben, können die Nebenwirkungen stark, oft lebensbedrohlich sein. Nebenwirkungen müssen vom Arzt im Vorfeld bedacht und während der Therapie sorgfältig nach Schweregrad erfasst werden.

Um Nebenwirkungen wie Übelkeit und Erbrechen erst gar nicht aufkommen zu lassen oder abzumildern, werden in der Regel Medikamente vor der Chemotherapie gegeben. Häufig wirken Chemotherapeutika auch auf das Knochenmark bzw. die Blutbildung, weshalb vom Spezialisten und durch den Hausarzt regelmäßige Blutbildkontrollen erfolgen sollten, damit Infektionen, Blutungen oder schwere Blutarmut schon frühzeitig erkannt und entsprechend behandelt werden können.

Bewertung des Erfolgs der Tumortherapie

Bei jeder medizinischen Behandlung – so auch in der Tumortherapie – gilt es, sich regelmäßig über deren Erfolg Klarheit zu verschaffen. Das Ergebnis einer Immun-, Chemo- oder Radiotherapie muss nach objektiven und subjektiven Parametern beurteilt werden. Zur Erreichung des Therapieziels benötigt jede Behandlung ein individuelles, stadienbezogenes Konzept, um sowohl eine Über- als auch eine Untertherapie des Patienten zu vermeiden. Denn: Die Übertherapie produziert zu viele Nebenwirkungen, die Untertherapie ist ineffektiv.

Mit folgenden Parametern kann man den Erfolg, also das Ansprechen (Remission) einer Chemo- oder Immuntherapie bei Krebserkrankungen festlegen:
▸ Tumorrückbildung messbarer Tumormanifestationen
▸ Rückbildung nicht messbarer Tumorsymptome, z. B. Schmerzen, Leistungsfähigkeit oder Lebensqualität
▸ Remissionsdauer
▸ Überlebenszeit
▸ Nebenwirkungen

Messbare Tumorparameter

Bei jeder Tumortherapie sollten alle messbaren Verbesserungen durch Operation, Chemotherapie, Immuntherapie oder Strahlentherapie regelmäßig alle zwei Monate untersucht und durch geeignete Untersuchungsmethoden objektiviert werden.

Es ist oft nicht einfach, die Ergebnisse der unterschiedlichen Untersuchungsmethoden zu vergleichen. Häufig gibt es beim kolorektalen Karzinom Lebermetastasen. Die Genauigkeit von Sonografie, Computertomografie und Magnetresonanztomografie ist sehr unterschiedlich. So kann es durchaus sein, dass in der Sonografie Lebermetastasen nicht erkannt werden und in der Magnetresonanztomografie deutlich zu sehen sind. Dies verunsichert Patienten oft. Es ist deshalb notwendig, dass die unterschiedlichen Remissionsbeurteilungen unterschiedlicher Methoden mit Patienten besprochen werden.

Auch können entzündliche Veränderungen, wie Leberabszesse oder osteoporotische Knochenfrakturen, eine Progression von Tumorerkrankungen vortäuschen.

Definitionen des Therapieerfolgs

Therapiequalität	Kriterien
Komplette Remission (CR)	Vollständige Rückbildung aller messbaren bzw. nicht messbaren, aber evaluablen Tumorbefunde, dokumentiert durch 2, mindestens 4 Wochen auseinander liegende Kontrolluntersuchungen
Partielle Remission (PR)	Größenabnahme der Summe der Flächenmaße (Produkt der zwei größten Tumordurchmesser) aller messbaren Tumorbefunde um > 50 % für mindestens 4 Wochen, ohne Neuauftreten von Tumormanifestationen und ohne Progression irgendeines Tumorbefunds. Bei nur eindimensional messbaren Läsionen gilt ebenfalls das Kriterium > 50 % Tumorrückbildung
No Change (NC)	Keine Größenänderung der Tumorparameter für mindestens 4 Wochen oder Tumorreduktion um weniger als 50 %, oder Größenzunahme um < 25 %
Progression (PD)	Auftreten neuer Tumorläsionen oder mehr als 25-prozentige Größenzunahme der Tumordimensionen in einem oder in mehreren Herden. Ergibt auch nur eine einzige Lokalisation eine echte Größenzunahme, muss das Therapieergebnis Progression lauten, auch dann, wenn alle anderen Manifestationen eine Rückbildung aufweisen

EVALUATION IN DER
KREBSTHERAPIE

Lebermetastasen beim metastasierten kolorektalen Karzinom

Vor Chemotherapie

Nach 6 Wochen Vanhöfer-Protokoll

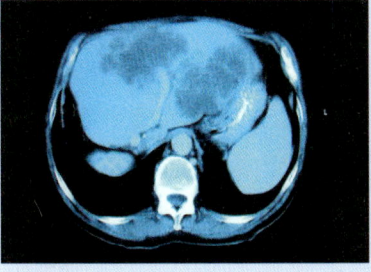
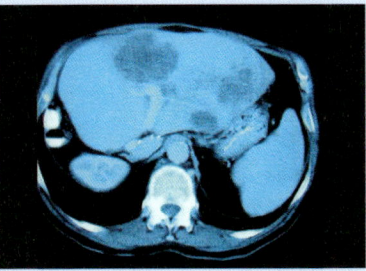

Rückbildung von Lebermetastasen

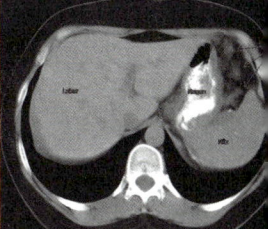

Peritonealkarzinose mit knotigem Befall des Bauchfells: deutlich sichtbar, aber schwer quantifizierbar

Evaluierbare Tumorparameter

Bei evaluierbaren, aber nicht messbaren Tumorlokalisationen ist die Bewertung des Therapieerfolgs nicht messbar, aber doch nachprüfbar und qualitativ festzuhalten. Als nicht messbare, aber evaluierbare Tumormanifestationen gelten: Rückbildung eines malignen Aszites, Verringerung eines malignen Pleuraergusses, Rückbildung der Peritonealkarzinose, Rückbildung von Hautinfiltraten, Rückbildung von nicht einzeln ausmessbaren, aber doch beurteilbaren Lungen- oder Gehirnmetastasen und Rückbildung von Symptomen wie Schmerzen oder Atemnot, Verbesserung der Lebensqualität und Zunahme der Leistungsfähigkeit (Karnofsky-Leistungsindex).

Beurteilung der Leistungsfähigkeit

Die Beurteilung des Allgemeinzustands spielt bei Patienten eine sehr wichtige Rolle. Der Aktivitätsindex gibt Auskunft über das körperliche Leistungsvermögen: Kann ein Patient seiner täglichen Arbeit nachgehen, benötigt er fremde Hilfe, wie viele Stunden liegt er im Bett? Prof. Karnofsky hat vor über 50 Jahren auf einfache Weise die Leistungsfä-

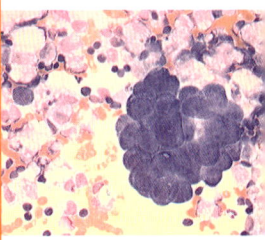

Karzinomzellen – nachweisbar, aber schwer messbar

Der Leistungsindex

WHO-Einteilung		Karnofsky-Index (%)	
0	Normale körperliche Aktivität, keine besondere Pflege erforderlich	100	Normale Aktivität, keine Beschwerden, kein Hinweis für Tumorleiden
1	Mäßig eingeschränkte körperliche Aktivität und Arbeitsfähigkeit, nicht bettlägerig	90	Geringfügig verminderte Aktivität und Belastbarkeit
		80	Deutlich verringerte Aktivität
2	Arbeitsunfähig, meist selbstständige Lebensführung, wachsendes Ausmaß an Pflege und Unterstützung notwendig, weniger als 50 % bettlägerig	70	Unfähig zu normaler Aktivität, versorgt sich selbstständig
		60	Gelegentliche Hilfe, versorgt sich noch weitgehend selbst
3	Unfähig, sich selbst zu versorgen, kontinuierliche Pflege oder Hospitalisierung notwendig, rasches Voranschreiten des Leidens, mehr als 50 % bettlägerig	50	Ständige Unterstützung und Pflege, häufige ärztliche Hilfe erforderlich. Überwiegend bettlägerig, geschulte Pflegekraft notwendig
		40	Braucht besondere Pflege und Hilfe
4	100 % krankheitsbedingt bettlägerig	30	Stark behindert. Krankenhausaufnahme indiziert, noch keine Lebensgefahr
		20	Schwer krank, Hospitalisierung, aktive supportive Therapie
		10	Moribund

higkeit im Alltagsleben in zehn Leistungsstufen eingeteilt. Immer noch verwenden wir diesen Karnofsky-Leistungsindex oder wahlweise die WHO-Einteilung, um die Leistungsfähigkeit eines Patienten richtig einzuschätzen. Bei der Anwendung des Aktivitäts- bzw. Leistungsindex ist darauf zu achten, dass sowohl der Arzt als auch die Aussagen des Patienten Berücksichtigung finden. Trotz der objektiven Einschätzung durch den Arzt geschieht es häufig, dass das subjektive Erleben der Leistungsfähigkeit durch den Patienten erheblich abweicht. Der Blick des Arztes ist oft zu sehr auf das Therapieziel gerichtet, der Patient dagegen muss oft jeden Therapietag »durchleiden«. Die seelischen Auswirkungen einer Krebserkrankung sollten dem Arzt und dem Pflegeteam bewusst sein, um einfühlsam die Patienten zu verstehen und Hilfe anzubieten.

Supportive Therapie

Unter supportiver Therapie versteht man alle medikamentösen, ernährungstherapeutischen, psychologischen und physiotherapeutischen Maßnahmen, um Symptome des Tumors und Nebenwirkungen der Therapie so gering wie möglich zu halten, um die Lebensqualität und die Leistungsfähigkeit der Patienten zu erhalten oder zu verbessern.
Es gibt eine große Anzahl Medikamente, um der Übelkeit vorzubeugen. Schmerzen können durch Tabletten, Infusionen oder Pflaster beherrscht werden. Durchfälle sollten durch Medikamente frühzeitig und konsequent behandelt werden, damit kein Flüssigkeitsverlust auftritt. Unter bestimmten Zytostatika kann eine Rotfärbung der Hand, sogar mit Blasenbildung, das so genannte Hand-Fuß-Syndrom, auftreten. Die Medikamente müssen dann frühzeitig wieder abgesetzt werden. Bisphosphonate können den Knochenabbau über lange Zeit verhindern. Untergewicht kann durch hochkalorische Nahrungszusätze behandelt werden. Das Fatigue-Syndrom (chronisches Erschöpfungssyndrom) sollte vom Arzt behandelt werden. Die Anlage eines Ports oder eines Hickman-Katheters erleichtert die Gabe von Infusionen. Fieber und Infekte müssen frühzeitig behandelt werden. Eine Blutarmut kann durch Wachstumsfaktoren (Erythropoetin) oder Erythrozytenkonzentrate ausgeglichen werden. Wie alternative und komplementäre Krebstherapien dem Patienten helfen, wird ab Seite 97 beschrieben. Zur supportiven Therapie zählen auch alle psychischen und psychotherapeutischen Verfahren, die ab Seite 87 erläutert werden.

Übelkeit muss nicht sein!

Übelkeit kann viele Ursachen haben: Sie wird durch den Tumor selbst, durch Chemotherapie, Bestrahlung, Entzündung oder Geschwüre der Magenschleimhaut, aber auch durch Hirnmetastasen verursacht. Deshalb ist es wichtig, dass vor einer entsprechenden Therapie geklärt wird, was die Ursache für die Übelkeit ist. Das Gefühl der Übelkeit wird durch das Brechzentrum im Gehirn, speziell in der Medulla oblongata erzeugt. Die Stimulation des Brechzentrums im Hirnstamm kann von höher gelegenen Hirnzentren, vom Kleinhirn und dem Gleichgewichtsorgan im Ohr sowie aus der Magengegend gereizt und stimuliert werden. Auch Zytostatika oder Bestrahlung stimulieren das Brechzentrum über Ankerplätze (Neurorezeptoren) auf Nervenzellen am Boden des 4. Ventrikels. Dort findet ein enger Kontakt zwischen Blut und Liquor statt. Es sind mehrere Typen von Chemo- oder Neurorezeptoren vorhanden, die durch Stimulation Übelkeit auslösen können. Durch Medikamente können diese Ankerplätze für Botenstoffe gehemmt und damit Übelkeit verhindert werden. Diese Kenntnis über die Zusammenhänge zwischen Brechzentrum, Reizung durch Zytostatika und Hemmung durch Medikamente ist die Grundlage für eine erfolgreiche Therapie von Übelkeit und Erbrechen. Man unterscheidet verschiedene Arten des Erbrechens, die auch unterschiedlich behandelt werden müssen:

▶ Akutes Erbrechen: während der ersten 24 Stunden nach Chemo- oder Strahlentherapie

▶ Verzögertes Erbrechen: später als 24 Stunden nach der Therapie

▶ Antizipatorisches Erbrechen: tritt unabhängig vom Zeitpunkt der Chemotherapie oder Bestrahlung auf; unmittelbar, ungesteuert bereits beim Gedanken an die Chemotherapie

Der Schweregrad des Erbrechens wird durch mehrere Faktoren beeinflusst. Kinder und ältere Menschen tolerieren Chemotherapie und Bestrahlung besser als jüngere. Frauen erbrechen häufiger als Männer. Darüber hinaus sind alle Zytostatika unterschiedlich emetogen, d. h. sie erzeugen einen sehr unterschiedlichen Grad an Übelkeit. Die wirksame Unterdrückung von Übelkeit bereits schon vor der Chemotherapie, also die Prophylaxe, verbessert die Lebensqualität der Patienten. Auch motiviert die nebenwirkungsarme Gabe von Zytostatika die Patienten, die vorgesehene Dosis und Dauer der Chemotherapie besser zu tolerieren, was auch das Therapieergebnis verbessert.

Unter den Glukokortikoiden, also den Nebennierenrindenhormonen haben das Dexamethason und das Methylprednisolon in Kombination mit Serotoninantagonisten und Benzamiden eine sehr gute Wirkung, weshalb diese meist kombiniert werden. Paspertin ist seit über 30 Jahren im klinischen Einsatz. Es wird bei nur geringer Übelkeit gegeben.

Eine neue Substanzgruppe sind die 5HT3-Rezeptor-Antagonisten. Sie besitzen die stärkste antiemetische Wirkung, und in Kombination mit den Glukokortikoiden kann in bis zu 80 % der Chemotherapien Übelkeit vermieden werden. Bei verzögerter Übelkeit steht ein neues Antiemetikum zur Verfügung, das über Bindung an dem Neurokininrezeptor (NK1-Rezeptor) zu einer Blockade von Substanz P führt. Aprepitant heißt diese Substanz. Solche Substanzen ermöglichen es, die Lebensqualität der Patienten auch unter Chemotherapie zu erhalten.

> Übelkeit muss nicht sein! Durch die optimale Kombination von Medikamenten kann Übelkeit in 70 bis 90 % der Chemotherapien und Bestrahlungen vermieden werden.

Medikamente zur Vermeidung von Übelkeit

- Metoclopramid (Paspertin®)
- Dexamethason (Fortecortin®)
- 5HT3-Rezeptorantagonisten (Kevatril®, Zofran®, Navoban®, Anemet®)
- Dimenhydrinat (Vomex®)
- Lorazepam (Tavor®)
- Diazepam (Valium®)
- Leromepromazin (Neurocil®)
- Aprepitant (Emend®)

Durchfall – frühzeitig behandeln!

Da Zytostatika, die bei der Behandlung von Darmtumoren verwendet werden, nicht nur Tumorzellen zerstören, sondern auch Zellschäden an der normalen Magen- und Darmschleimhaut verursachen, ist Durchfall eine nicht seltene Nebenwirkung bei der Chemo- und Immuntherapie. Auch bei der Bestrahlung im Bauchraum können Schleimhautschäden entstehen, die zu Durchfällen führen. Von Durchfall spricht man, wenn die Stuhlfrequenz über drei pro Tag hinausgeht oder die Stuhlkonsistenz verringert wird mit Vermehrung des Wassergehalts. Treten mehrere wässrige Stühle pro Tag auf, besteht die Gefahr, dass dem Körper zu viel Flüssigkeit entzogen wird. Durch Fieber kann dieser Vorgang noch verstärkt werden. Mögliche Folgen sind Kreislaufschwäche, eventuell auch Durchblutungsstörungen von Gehirn und Herz. Deshalb ist es notwendig, dass der Patient diese Symptome kennt und sich rasch an den Arzt wendet. Der Arzt muss andere Ursachen wie bakterielle und virale Infektionen oder tumorbedingte Verlegungen des Darms feststellen und entsprechend behandeln.

Der Patient sollte wissen, dass diese Durchfälle häufig erst einige Tage nach der Gabe der Zytostatika auftreten können. Ein rascher Flüssigkeits- und Elektrolytersatz ist, vor allem bei älteren Menschen, rasch und ausreichend notwendig. Um dies zu erreichen, ist in manchen Fällen ein stationärer Aufenthalt nicht zu umgehen. Durch Infusionen von zwei bis vier Litern Flüssigkeit pro Tag kann die Flüssigkeitsverminderung und durch die Gabe von Natrium und Kalium, Magnesium und Kalzium der Elektrolytverlust behoben werden.

Das Hand-Fuß-Syndrom vermeiden

Ein neueres Medikament bei der Behandlung von Darmtumoren, sei es im Rahmen einer adjuvanten oder palliativen Chemotherapie, ist Capecitabin, ein dem 5-Fluorouracil ähnliches Medikament, das aber in Tablettenform eingenommen wird. Als Nebenwirkungen können Schmerzen, Rötungen und Schwellungen an Händen und Füßen auftreten. Diese charakteristischen Nebenwirkungen von Capecitabin können in bis zu 17 % der Fälle auftreten. Falls Rötungen oder Schmerzen an Händen und Füßen auftreten, sollte die Therapie unterbrochen und der nächste Zyklus in reduzierter Dosis gegeben werden. Mit fettreicher Salbe und bestimmten Entzündungshemmern können die Symptome gelindert werden.

Schleimhautentzündungen behandeln

Entzündungen des Mundes, der Speiseröhre und des Magens können unter Chemotherapie und Bestrahlung ebenfalls auftreten. Junge Menschen leiden häufiger an einer Mundschleimhautentzündung als über 60-Jährige. Eine Erklärung könnte sein, dass bei jungen Menschen die Mundschleimhaut schneller wächst als bei Älteren und deshalb empfindlicher ist. Auch der schlechte Zustand des Zahnfleischs, der Zähne oder schlechter Sitz der Prothesen fördert die Schleimhautentzündung, ebenso das Rauchen.

Desinfizierende und entzündungshemmende Mittel können helfen, dass die Schleimhautentzündung rascher wieder abklingt oder erst gar nicht auftritt, wie Salbeitee, Kamillenextrakt, Myrrhentinktur oder Betaisodona-Lösung, im Verhältnis 1:4 mit warmem Wasser verdünnt. Mit diesen Spüllösungen soll alle vier Stunden für jeweils 30 Sekunden gegurgelt werden. Befinden sich weiße Ablagerungen im Mund, kann dies ein Hinweis für eine Pilzbesiedelung sein. Hier müssen entsprechend andere Medikamente gegeben werden, wie Spüllösungen mit Amphotericin B oder Nystatin oder Fluconazol (Diflucan®). Die Schmerzen im Mund können sehr ausgeprägt sein – dann schaffen zwei Teelöffel eines Lokalanästhetikums wie Xylocain viskös 2-prozentig Abhilfe. Bereits vorhandene Geschwüre können schmerzlindernd mit Herviros betupft werden.

Blutbildveränderungen früh erkennen

Die meisten Zytostatika können Blutbildveränderungen herbeiführen, wie Verminderung der roten Blutkörperchen (Blutarmut), Verminderung der weißen Blutkörperchen (Leukopenie) und Verminderung der Blutplättchen (Thrombopenie). Diese Nebenwirkungen treten auf, da die Zytostatika nicht nur auf die Tumorzellen, sondern auch vorübergehend die Blutbildungszellen im Knochenmark beeinträchtigen. Deshalb ist es nötig, dass unter Chemotherapie wöchentlich das Blutbild vom Hausarzt kontrolliert wird. Tritt eine Blutarmut auf, d. h., dass der rote Blutfarbstoff (Hämoglobin) bei Frauen unter 12 und bei Männern unter 14 g/dl sinkt, sollten Erythrozyten-Konzentrate oder hämatopoetische Wachstumsfaktoren wie Erythropoetin gegeben werden, das wie ein Hormon im Knochenmark die Bildung der roten Blutkörperchen anregt. Fallen die weißen Blutkörperchen, die normalerweise zwischen 4–10 000/µl liegen, stark ab, z. B. unter 1000/µl, besteht eine erhöhte Infektionsgefahr, z. B. in Form einer Harnblasenentzündung, Lungenentzündung, Bronchitis, Nasennebenhöhlenentzündung oder Hautentzündung.
Beobachtet ein Patient Fieber unter oder nach Chemotherapie, sollte er rasch den Arzt aufsuchen, damit eine Infektion frühzeitig durch Antibiotika behandelt werden kann. Die Gabe von granulozytenstimulierenden Faktoren trägt dazu bei, dass die weißen Blutkörperchen nach Chemotherapie wieder rasch ansteigen und weniger Infektionen auftreten. Bei der Behandlung durch Zytostatika oder Bestrahlung von Darmtumoren tritt eine Erniedrigung der Blutplättchen (Thrombozyten) eher selten auf. Fallen die Blutplättchen aber unter 50/nl ab, wobei der Normalwert zwischen 150 und 450/nl liegt, besteht ein erhöhtes Blutungsrisiko.
Sind die Blutplättchen unter 10/nl abgefallen, sollten Blutplättchen eines Spenders zur Verhütung einer lebensgefährlichen Blutung gegeben werden.

Fatigue-Syndrom – Erkennen ist das Wichtigste!

Eine der häufigsten Beschwerden von Krebspatienten ist das chronische Erschöpfungssyndrom (franz. fatigue = Schwäche). Je nach Tumorart und Behandlung tritt es bei 50 bis 70 % der Tumorpatienten auf. Während die körperlichen Symptome des chronischen Erschöpfungssyndroms vor allem Mattigkeit und Schwäche sind, umfassen die psychischen Auswirkungen den Verlust an Energie, Motivation und Aktivität; jedoch auch Angst und Depression können hinzukommen. Geistige Störungen im Rahmen des Fatigue-Syndroms sind Interesselosigkeit, Konzentrationsverlust und Mangel an Lebenssinn. Auch soziale Auswirkungen hat das chronische Erschöpfungssyndrom, wie Mangel an Kontakten, sogar Unfähigkeit, dem Beruf nachzugehen. Wegen dieser Vielfältigkeit der Symptome wird das chronische Fatigue-Syndrom oftmals nicht richtig erkannt und behandelt.

Die Behandlung des Syndroms richtet sich nach den Entstehungsursachen. Eine Blutarmut kann durch die Gabe von Erythrozytenkonzentraten und hämatopoetischen Wachstumsfaktoren (Erythropoetin) gemildert oder ausgeglichen werden. Bei Vorliegen von Depressionen können antidepressive Medikamente hilfreich sein. Stress und Angst können durch unterstützende Psychotherapie und Entspannungsübungen vermindert werden. Eine Mangelernährung muss erkannt und durch entsprechende Zusatzernährung behoben werden. Auch können Schmerzen das chronische Fatigue-Syndrom noch verstärken, weshalb eine effektive Schmerztherapie notwendig ist.

Eine ganz entscheidende Maßnahme, um das chronische Fatigue-Syndrom zu verringern, ist jedoch das regelmäßige körperliche Training des Patienten. Dies kann durch tägliche sportliche Aktivitäten mittels Ergometrie, Sportgruppen, Joggen, Nordic Walking, Schwimmen, Radfahren und Rudern erreicht werden. Patienten, die bereits während einer adjuvanten oder palliativen Chemotherapie oder Radiotherapie regelmäßig

> Das Fatigue-Syndrom ist ein chronisches Erschöpfungssyndrom und tritt bei 70 % der Tumorpatienten auf. Wenn es erkannt wird, ist es auch erfolgreich behandelbar.

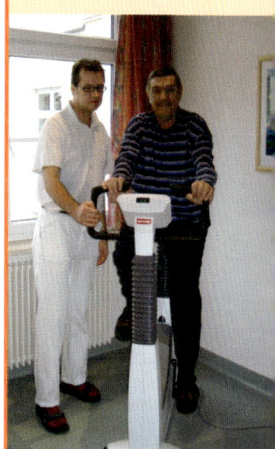

Frühzeitiges Ausdauertraining ist eine wichtige Maßnahme zur Vermeidung des Fatigue-Syndroms.

> Sondennahrung enthält alle notwendigen Nährstoffe, Vitamine, Spurenelemente und Ballaststoffe. Auch über die Vene können die Energieträger wie Kohlenhydrate, Eiweiße und Fette zusammen mit Vitaminen und Spurenelementen dem Patienten zugeführt werden, wobei allerdings ein Venenkatheter (Portsystem) notwendig ist.

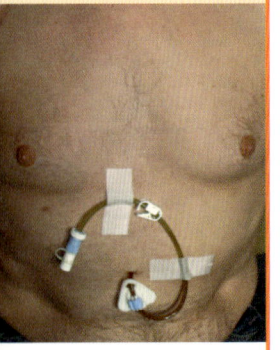

Anlage einer PEG-Sonde zur Sondenernährung

Ausdauertraining von 30 Minuten pro Tag oder dreimal wöchentlich über eine Stunde durchführen, sind fitter, leistungsfähiger und positiver gestimmt.

Mangelernährung behandeln

Verschiedene Ursachen können im Verlauf einer bösartigen Erkrankung zu verminderter Nahrungsaufnahme und Mangelernährung führen: Operationen, Strahlenbehandlung, Chemotherapie und die Erkrankung selbst. Die Folgen sind Gewichtsverlust, mangelnde Leistungsfähigkeit, verminderte Lebensqualität und auch eingeschränkte Lebenserwartung. Deshalb ist es wichtig, dass ein Gewichtsverlust und drohende Mangelernährung frühzeitig erkannt und behandelt werden. Es gibt mehrere Möglichkeiten, um eine Mangelernährung festzustellen. Die einfachste Methode ist die Gewichtskontrolle. Liegt ein ungewollter Gewichtsverlust von mehr als 10 % in den letzten zehn Monaten oder mehr als fünf Kilogramm in den letzten vier Wochen vor, spricht man von Mangelernährung.

Auch lässt sich mit Hilfe der Bestimmung des Bodymass-Index (BMI) = Körpergewicht (kg) : Körpergröße (m^2) berechnen, ob ein Patient Unter- oder Übergewicht hat. Bei einem BMI < 18,5 kg/m^2 liegt eine Mangelernährung vor. Bei der bioelektrischen Impedanzmessung (BIA) werden am Hand- und Fußgelenk Elektroden angelegt und für wenige Minuten ein schwacher, nicht spürbarer Strom durch den Körper geleitet. Mit dieser Methode können die Muskel- und Fettmasse sowie der Wassergehalt im Körper bestimmt werden. Die Körperfettwaagen beruhen auf demselben Prinzip, jedoch ergeben sie nicht so genaue Werte.

Wie lässt sich eine drohende oder tatsächliche Mangelernährung behandeln? Zunächst muss die Krebserkrankung behandelt werden, sei es durch Operation, Chemotherapie oder Bestrahlung. Häufig nimmt der Patient dadurch wieder an Gewicht zu. Auch durch Medikamente wie Steroide oder Anabolika wie Megestrolacetat können der Appetit

MANGELERNÄHRUNG BEHANDELN

angeregt und ein weiterer Gewichtsverlust vermieden werden. Unter Wunschkost versteht man energieangereicherte Normalkost unter Berücksichtigung der persönlichen Wünsche des Patienten. Sie soll abwechslungsreich, wohlschmeckend und individuell sein. Es sollte eine ausreichende Kalorienmenge eingenommen werden, um den Bedarf an Energie und Nährstoffen zu decken. Falls die »optimierte Küche« nicht ausreicht, stehen Trinknahrungen zur Verfügung. Diese teilbilanzierte Ernährungsergänzung nimmt der Patient zusätzlich zur normalen Ernährung ein, in der Regel 200 bis 400 Kilokalorien pro Tag.

Ist durch diese Maßnahmen ein weiterer Gewichtsverlust nicht zu verhindern, kann eine Sondennahrung oder eine intravenöse Nahrungszufuhr erfolgen. Die Nahrung wird dabei in flüssiger Form aus Flaschen über Sonden, beispielsweise über die Haut, in den Magen oder den Dünndarm eingeführt.

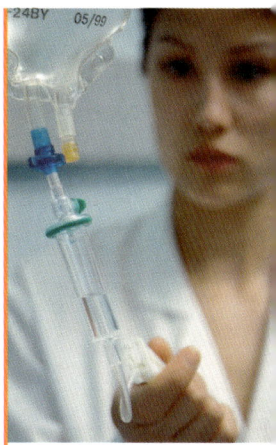

Zufuhr von Kalorien in Form von Kohlenhydraten, Fetten und Eiweiß sowie Vitamine und Spurenelemente über einen venösen Zugang

Richtlinien der parenteralen Ernährung über einen zentralen Venenkatheter

Indikation	Bodymass-Index < 18,5 kg/m² Unterernährung
Ziel	Verbesserung der Lebensqualität
Applikation	Port, Hickman
Energiebedarf	Grundumsatz 1000–1500 kcal Aktivitätsumsatz 1500–2000 kcal
Nährsubstrate	Kohlenhydrate: 60–70 %, 300–400 g/Tag* Fette: 30–40 %, 50–70 g/Tag* Aminosäuren 75 g/Tag*
Flüssigkeitsbedarf	35 ml/kg/Tag
Elektrolyte	Kalium, Natrium, Chlorid, Magnesium, Kalzium, Phosphat
Vitamine	B1, B2, B6, B12, C, Niacin, Folsäure, Pantothensäure, Iotin (wasserlöslich); A, D, E, K (fettlöslich)
Spurenelemente	Zink, Selen, Eisen, Kupfer, Chrom, Mangan, Molybdän

* bei 50 kg Körpergewicht

Gewichtskontrollen sind bei Tumorpatienten wichtig. Tritt eine ungeklärte Gewichtsabnahme auf, muss die Ursache herausgefunden werden.

Effektive Schmerztherapie

Bei Patienten mit bösartigen Erkrankungen sollte den Schmerzen und der Schmerztherapie große Aufmerksamkeit geschenkt werden. Neben dem Erschöpfungssyndrom sind Schmerzen die häufigsten Symptome. Etwa 40 % der Tumorpatienten leiden oft an chronischen Schmerzen, die natürlich die Lebensqualität beeinträchtigen. Deshalb soll in diesem Abschnitt besonders darauf eingegangen werden, wie eine erfolgreiche Tumorschmerztherapie möglich wird. Schmerzen sind eine körperliche Befindlichkeitsstörung, die die Seele nachhaltig belastet. Daher beinhaltet eine erfolgreiche Schmerztherapie neben der medikamentösen Behandlung auch die psychische Betreuung.

Bei Tumorpatienten können Schmerzen auf ganz unterschiedliche Art und Weise auftreten. Häufig treten Schmerzen im Bereich der Knochen durch die Absiedelung von Tumorzellen in die Wirbelsäule, die Rippen oder das Becken auf. Diese Knochenmetastasen infiltrieren oder komprimieren Nerven, Plexus oder Rückenmark, was zu Schmerzen führt. Absiedelungen vom Darmkrebs können jedoch auch im Bauchraum auftreten und eine Peritonealkarzinose verursachen. Der Darm kann dann nicht mehr richtig arbeiten, wodurch möglicherweise Schmerzen auftreten. Dies nennt man tumorbedingte Schmerzen. Darüber hinaus können Schmerzen nach Operationen auftreten, z.B. nach einer Entfernung des Darmkrebses oder von Lebermetastasen. Schmerzen können auch durch bestimmte Chemotherapien ausgelöst werden, die die Nerven schädigen. Auch unter und nach Strahlentherapie können vorübergehend Schmerzen auftreten. Diese werden als therapiebedingte Schmerzen bezeichnet. Neben diesen tumorbedingten und therapiebedingten Schmerzen gibt es Schmerzen wie Migräne und Spannungskopfschmerz, die wie bei gesunden Menschen auch durch psychische Belastungen zu erklären sind.

Wichtig ist, dass der Patient dem Arzt mitteilt, wie, wo und wie lange er schon Schmerzen empfindet und wie stark er diese wahrnimmt. Zur

> Schmerzen sollte der Patient dem Arzt in jedem Fall mitteilen.

Skala zur Beurteilung der Schmerzintensität

0	1	2	3	4	5	6	7	8	9	10
Keine Schmerzen								Stärkste Schmerzen		

Beschreibung der Schmerzintensität durch den Patient können einfache Skalen wie z. B. eine visuelle Analogskala mit Werten von 1 = kein Schmerz bis 10 = stärkster Schmerz hilfreich sein.

Die Schmerzbekämpfung

Schmerzen können medikamentös, operativ, durch Chemotherapie oder Bestrahlung behandelt werden, je nachdem, welche Ursache vorliegt. Liegt z. B. ein schmerzhafter Abszess oder ein schmerzhafter Darmverschluss vor, muss operiert werden. Handelt es sich um Absiedelungen eines Tumors an der Wirbelsäule, im Becken oder an den Rippen, können durch frühzeitige neurochirurgische Operationen oder durch Bestrahlungen die Schmerzen vermindert oder beseitigt werden.

Schmerzmedikamente

Die medikamentöse Schmerztherapie ist weit verbreitet. Um sie zu verbessern, hat die Weltgesundheitsorganisation bereits vor fast 20 Jahren Richtlinien zur Schmerztherapie veröffentlicht und diese laufend angepasst. Die WHO schlägt ein 3-Stufen-Schema vor, das bei Tumoren angewandt werden sollte. Die Schmerzbehandlung richtet sich immer nach der Intensität der Schmerzen und hat das Ziel, den Patienten von seinen Schmerzen möglichst rasch und gänzlich zu befreien. Falls die Stufe 1 nicht ausreicht, erfolgt die Schmerztherapie auf der Stufe 2. Falls diese Behandlung nicht erfolgreich ist, müssen die Medikamente der Stufe 3 herangezogen werden. Die medikamentöse Schmerztherapie erfolgt mit Tabletten, Zäpfchen, Pflaster oder – bei sehr starken Schmer-

> Ziel jeder Schmerztherapie muss es sein, dass der Patient möglichst rasch schmerzfrei wird und auch bleibt. Ihr Arzt wird Sie vor Behandlungsbeginn sehr genau über Wirkung, Dosierung, Einnahmezeitpunkt und Nebenwirkungen aufklären.

zen – mit einer Infusion. Bei chronischen Schmerzen ist es möglich, mit einer Infusionspumpe über Monate eine erfolgreiche Schmerzbehandlung durchzuführen. Auf der WHO-Stufe 1 werden Nicht-Opioidanalgetika eingenommen, die u.a. schmerzstillend, fiebersenkend und zum Teil auch entzündungshemmend sind. Die Schmerzwirkung wird durch andere Medikamente, wie Steroide, Antidepressiva, Neuroleptica oder Muskelrelaxanzien, so genannte Koanalgetika, noch verbessert.

Ist ein Patient damit nicht ausreichend schmerzgelindert, sollten ohne Zeit zu verlieren die Schmerzmittel der WHO-Stufe 2, so genannte schwache Opioidschmerzmittel, eingesetzt werden. Als Opioide werden alle Substanzen bezeichnet, die an so genannten Opioidrezeptoren von Gehirn- und Rückenmarkszellen andocken und dort wirksam werden. Die Kombination von Medikamenten der Stufe 1 und 2 kann die Schmerzlinderung verbessern, da die Substanzen der beiden Stufen verschiedene Wirkmechanismen haben. Auch auf der WHO-Stufe 2 können zusätzliche Medikamente, Koanalgetika, gegeben werden. Schwache Opioide der Stufe 2 werden so lange gegeben, wie sie wirksam sind oder bis die zulässige Höchstdosis erreicht ist und die Nebenwirkungen stärker sind als der Nutzen der Therapie. Bei stärksten Schmerzen werden Opioide wie Morphin der WHO-Stufe 3 eingesetzt. Welches Medi-

3-Stufen-Schema der WHO zur Schmerzbekämpfung

Stufe 1	Nichtopioid (z.B. Acetylsalicylsäure, Paracetamol, Metamizol, Diclofenac, Ibuprofen, Naproxen) und Koanalgetikum
Stufe 2	Schwaches Opioid (z.B. Codein, Dihydrocodein retard, Tilidin/Naloxon, Tilidin/Naloxon retard, Tramadol, Tramadol retard), und Nichtopioid und Koanalgetikum
Stufe 3	Starkes Opioid (z.B. Buprenorphin, Fentanyl TTS, Morphin, Morphin retard, Oxycodon retard, Hydromorphon) und Nichtopioid und Koanalgetikum

kament genommen wird, muss der Arzt in Abhängigkeit von Wirksamkeit und Nebenwirkungen entscheiden.

Die häufig bestehende Angst vor Abhängigkeit und Sucht dieser Medikamente ist bei verordnungsgemäßer Einnahme eher unbegründet. Die WHO unterscheidet zwischen körperlicher (physischer) und seelischer (psychischer) Abhängigkeit. Bei regelmäßiger Einnahme eines Medikaments gewöhnt sich der Körper daran, es entsteht eine physische Abhängigkeit. Die psychische Abhängigkeit beschreibt im Gegensatz hierzu das ständige Verlangen nach einem Wirkstoff mit dem Effekt eines Hochgefühls (Kick). Um dies zu vermeiden, werden in der Schmerztherapie Medikamente mit langer Wirkdauer, so genannte Retardpräparate, eingesetzt.

Wie funktioniert ein Schmerzpflaster?

Schmerzpflaster, die auf die Haut aufgeklebt werden, wurden als Alternative zu Tabletten entwickelt. Die wirksamen Substanzen werden in der Regel über 72 Stunden an die Haut und von der Haut an das Blutsystem abgegeben. Als sicherster Ort der Pflasteranbringung hat sich die Haut an der vorderen Brustwand erwiesen. Schmerzpflaster wirken nicht sofort, sondern innerhalb von 8 bis 16 Stunden. Es genügt meist, dass sie alle 72 Stunden gewechselt werden.

Welche Medikamente zusätzlich?

Medikamente, die zusätzlich zur Schmerztherapie gegeben werden, nennt man Ko-Schmerzmittel, Koanalgetika. Sie helfen, Schmerzen noch effektiver zu lindern, die Nebenwirkungen zu reduzieren und das Allgemeinbefinden des Patienten zu verbessern. Zu den Koanalgetika zählen muskelentspannende Medikamente, Steroide, Medikamente gegen Depressionen oder krampflösende Medikamente. Gerade Antidepressiva sind wirksam gegen Nervenschmerzen. Schmerzhafte Schwellungen durch Tumorgewebe können gut durch die abschwellende Wirkung von Kortisonpräparaten beeinflusst werden.

> Auch örtliche Betäubungsmittel können durch Nervenblockaden die Weiterleitung der Schmerzreize an das Rückenmark oder das Gehirn verhindern.

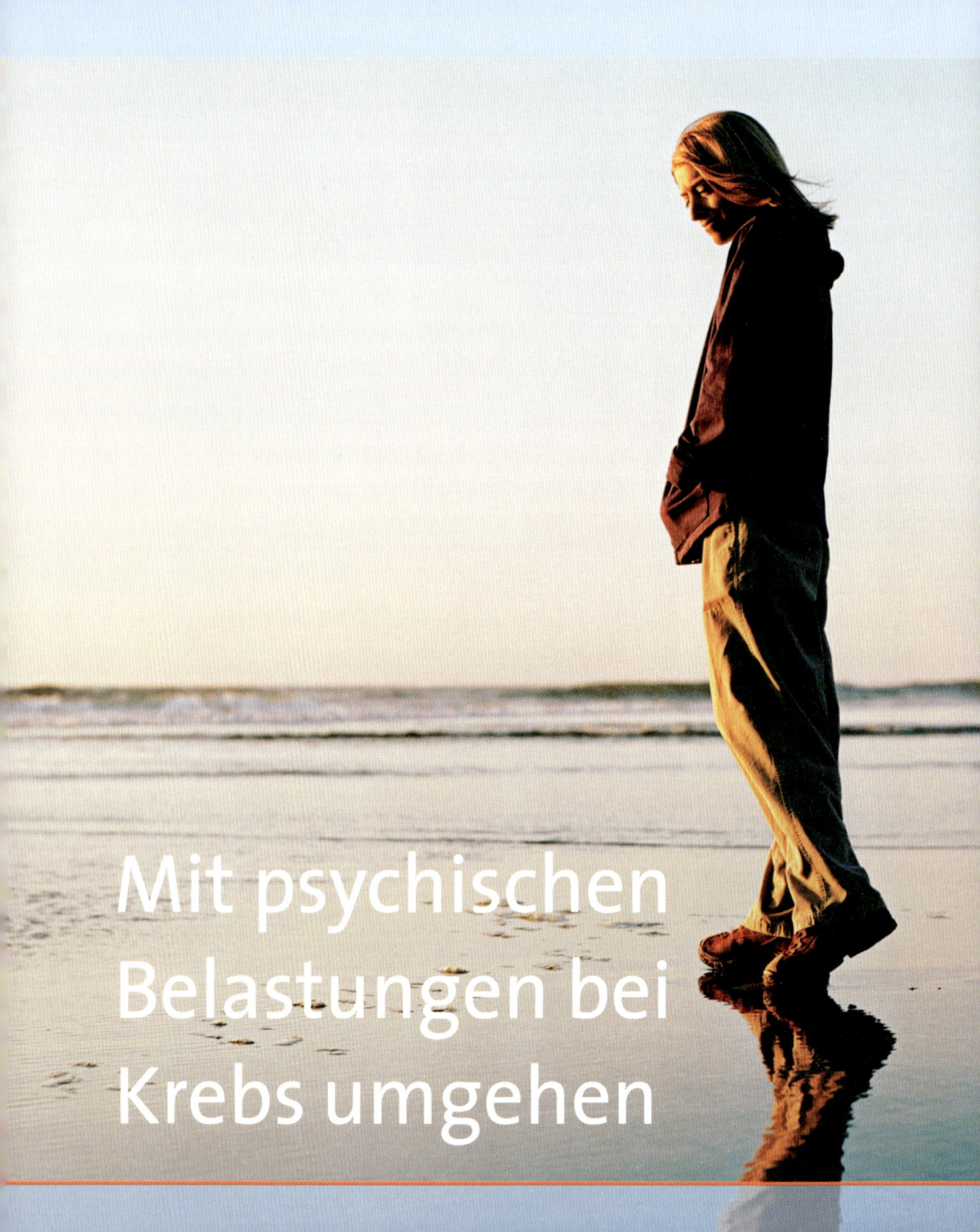

Mit psychischen Belastungen bei Krebs umgehen

Die Lebensqualität nachhaltig steigern

Lebensqualität – was ist das?

Die Lebensqualität jedes Menschen umfasst die Summe unseres körperlichen, seelischen, sozialen und geistigen Befindens. Körperliches Missempfinden wie Schmerzen oder Erschöpftheit macht uns zu schaffen und beeinträchtigt unsere Lebensqualität. Aber auch seelische Belastungen wie Stress oder Krankheit können unsere Lebensqualität nachhaltig mindern. Fühlen wir uns nicht wohl, vermeiden wir oft soziale Kontakte, was unser Befinden noch weiter schmälert. Auch wenn wir durch Konflikte oder Krankheit keinen Lebenssinn mehr sehen, fühlen wir uns leer und verlassen, geistig ausgebrannt. Wir haben aber alle schon beobachtet, dass es Menschen gibt, die körperlich in Mitleidenschaft gezogen sind, jedoch seelisch gefasst und stark sind und ein positives Lebensgefühl haben. Woher kommt das? Der Grund liegt häufig darin, dass diese Menschen geistig-spirituell ihrem Leben noch einen Sinn geben können, auch wenn sie krank sind. Deshalb ist die Lebensqualität nicht nur von körperlichen und seelischen, sondern auch von geistigen und mentalen Einstellungen und Erfahrungen abhängig. Deshalb kann auch Lebenssinn die Lebensqualität positiv beeinflussen.

> Daraus setzt sich positive Lebensqualität zusammen:
> - Körperliches Wohlbefinden
> - Seelische Ausgeglichenheit
> - Soziale Geborgenheit
> - Geistige Kraftquellen

Coping – aktive Krankheitsverarbeitung

Krankheitsverarbeitung und Lebensqualität stehen miteinander in einem engen Verhältnis. Mit dem Begriff der Krankheitsverarbeitung, auch Coping genannt, werden alle Anpassungs- und Verarbeitungsprozesse eines Menschen bezeichnet, die darauf abzielen, sich an die krankheitsbedingten Veränderungen anzupassen. Hierbei werden oft verschiedene Strategien eingesetzt. Als hilfreich haben sich aktive Verarbeitungsstrategien erwiesen, die sich in einer kämpferischen Einstellung zur Erkrankung, Informationssuche oder Inanspruchnahme von Hilfestellungen äußern können. Menschen, die sich aktiv mit der Erkrankung auseinander setzen, haben häufig eine positive Lebensein-

> Die Diagnose Krebs ist für die Seele eine außerordentlich große Belastung, die nicht nur zu Spannungen, sondern auch zu erheblichen Störungen wie Ängsten, Depressionen, Verlust an Selbstwertgefühl, sozialem Rückzug, Gefühl der Hilflosigkeit und Hoffnungslosigkeit sowie Orientierungsverlust führen kann. Eine gute Arzt-Patienten-Beziehung, soziale Unterstützung und psychoonkologische Hilfestellungen können helfen, mit den Belastungen fertig zu werden und die Krankheitsverarbeitung nachhaltig zu verbessern.

stellung, auch wenn sie erkrankt sind. Sie sehen in erster Linie die positiven Seiten und lassen sich weniger durch die erkrankungsbedingten Einschränkungen bestimmen. Dies bedeutet auch, dass diese Menschen häufig über geistige und spirituelle Kraftquellen in der Verarbeitung der Erkrankung verfügen. Es gibt wissenschaftliche Ergebnisse darüber, dass ein aktives problemzentriertes Coping sich auch positiv auf das Überleben auswirkt. Weniger hilfreich sind Verarbeitungsstrategien wie Passivität, Hoffnungs- und Hilflosigkeit. Häufig brechen diese Patienten auch eine notwendige Behandlung ab, wenn starke Nebenwirkungen oder Folgeprobleme auftauchen und keine Hilfe zur Verfügung steht. Dadurch haben diese Patienten oft eine schlechtere Heilungschance oder verkürzte Lebenserwartung. Dies bedeutet jedoch nicht, dass Patienten nicht auch Phasen haben dürfen, in denen sie niedergeschlagen und traurig sind. Hier ist wichtig, belastende Gefühle nicht zu unterdrücken und sich mit Hilfe von anderen Menschen oder auch fachlicher Hilfe aus diesem Tief wieder herauszubewegen.

Körperliche Symptome wie chronische Erschöpfung (Fatigue-Syndrom), Schmerzen oder Übelkeit beeinträchtigen die Lebensqualität. Auch solche Symptome lassen sich häufig durch Medikamente, aber auch durch Eigeninitiative, Aktivität, Sport und positive Einstellung, d.h. durch adaptives Coping, verbessern.

Messung der Lebensqualität – warum ist sie so wichtig?

Erst die Forschung in den letzten Jahren hat gezeigt, dass die Beurteilung der Lebensqualität nicht durch den Arzt, sondern subjektiv durch den Patienten erfolgen sollte. Ob unter einer Tumortherapie die körperliche Aktivität, die seelische Stimmung oder die sozialen Beziehungen leiden, kann der Patient am besten beurteilen. Zur Bewertung der Lebensqualität von Patienten gibt es viele Fragebögen, die wenige bis über 100 Fragen beinhalten. Für wissenschaftliche Auswertungen, z.B. im Rahmen von Untersuchungen, sind sicher Fragebögen mit vielen

Beurteilung der Lebensqualität durch den Patienten

	+4	+3	+2	+1	0	−1	−2	−3	−4
Stimmung	☐	☐	☐	☐	☐	☐	☐	☐	☐
Seelische Belastung	☐	☐	☐	☐	☐	☐	☐	☐	☐
Allgemeines Befinden	☐	☐	☐	☐	☐	☐	☐	☐	☐
Körperliche Belastbarkeit	☐	☐	☐	☐	☐	☐	☐	☐	☐
Appetit	☐	☐	☐	☐	☐	☐	☐	☐	☐
Berufliche/häusliche Aktivität	☐	☐	☐	☐	☐	☐	☐	☐	☐
Kontakt zu Freunden/Bekannten	☐	☐	☐	☐	☐	☐	☐	☐	☐
Schmerzen	☐	☐	☐	☐	☐	☐	☐	☐	☐
Gesamtsituation									

Fragen aussagekräftiger. Für klinische Belange können aber kurze Fragebögen über Stimmung, seelische Belastung, allgemeines Befinden, Appetit, berufliche und häusliche Aktivität, Kontakt zu Freunden und Bekannten sowie über Schmerzen verwendet werden.

Nicht nur der Körper, auch die Seele leidet

Die Seele reagiert bei jeder Belastung im Leben, so auch bei der Diagnose Krebs. Häufige Symptome sind Angst, Depression, ja Zorn und Verzweiflung. Der seelische Schock sitzt tief, wenn die Diagnose zur Gewissheit wird; Haltlosigkeit, Konflikte, Verminderung des Selbstwertgefühls und Erschöpfungszustände machen sich breit. Erfolgt vom Arzt keine einfühlsame und vertrauensbildende Aufklärungsarbeit, können Lebenssinn und Lebensqualität dahin sein. Die seelischen Anspannungen, Belastungen und Störungen bei Krebspatienten hängen vor allem von der Krankheitsphase ab. Die stärkste Belastung stellen Diagnose und Behandlungsphase dar. Jedoch auch in der Nachsorge ist der Pati-

Häufigkeit psychischer Symptome bei Krebspatienten

Symptom	Häufigkeit
Schmerz	39 %
Fatigue-Syndrom	40–60 %
Depressive Symptome	20–30 %
Anpassungsstörungen	30–40 %
Suizid	0,2 %

ent starken Belastungen ausgesetzt. Auch die Tumorart, das Stadium und die Prognose der Krebserkrankung beeinflussen das psychische Erleben und Verhalten. Kann dem Patienten Heilung in Aussicht gestellt werden, wird er in der Regel natürlich weniger belastet sein, als wenn eine Heilung nicht mehr möglich ist.

Bei 20 bis 25 % der Patienten führt die Diagnose Krebs zu psychischen Störungen und bei 60 bis 70 % der Patienten zu psychischen Belastungen. Sowohl der Arzt als auch die Angehörigen müssen wissen, dass fast jeder Patient mit Krebs psychischen Belastungen ausgesetzt ist, auf die richtig zu reagieren komplex und schwierig ist. Deshalb ist es wichtig, dass der Patient sich nicht scheut, seinem Arzt die von ihm subjektiv empfundenen Beschwerden und Symptome mitzuteilen, der Arzt diese Symptome ernst nimmt, versteht, möglichst professionell darauf eingeht und im Bedarfsfall weitere Hilfestellungen einleiten kann.

Wie kann man seelische Belastungen erkennen und behandeln?

Kein Krebspatient sollte sich scheuen, sich alles, was seine Psyche belastet oder stört, bewusst zu machen und dem behandelnden Arzt oder einer Vertrauensperson mitzuteilen.

Viele Menschen, auch Krebspatienten, haben häufig in ihrer Kindheit nicht lernen können, über ihre Probleme zu sprechen. Deshalb bleiben viele psychischen Belastungen und Störungen auch bei Erwachsenen unentdeckt. Gerade bei Patienten, die ihre Symptome nicht oder nur versteckt zu äußern wagen, unterschätzen Ärzte und Pflegepersonal häufig den Schweregrad psychischer Symptome und verhindern damit eine Behandlung. Viele Patienten scheuen auch davor zurück, ihren Leidensdruck zu offenbaren, und von Ärzten werden diese Aspekte oft aus Zeitdruck und Unkenntnis ausgeklammert. Jedoch ist gerade eine Früherkennung psychischer Probleme erstrebenswert, um rechtzeitig

Hilfestellungen anbieten zu können. Deshalb sollten im Rahmen der Diagnosemitteilung die psychischen und sozialen Belastungen erkannt und in den Behandlungsplan eingebunden werden. Der Arzt kann durch eine zielgerichtete Befragung, ein Interview oder mit einem Fragebogen herausfinden, welche Symptome der Patient selbst als belastend empfindet. Hierzu sollte er sich Zeit nehmen und nicht meinen, dass seine Einschätzung wichtiger ist als die Selbsteinschätzung des Patienten.

Innerhalb der letzten 20 Jahre wurden unterschiedliche psychoonkologische Behandlungskonzepte entwickelt, wie Entspannungstechniken, autogenes Training, progressive Muskelrelaxation, Visualisierung, künstlerische Therapien wie Musik, Malen und Tanz, Verhaltenstherapien wie Autonomietraining, Konflikttraining sowie Psychotherapie in Einzel-, Gruppen- oder Familiengesprächen. Ziel dieser Behandlungen ist, die seelische Verfassung von Krebspatienten zu verbessern (nach Prof. Weis, Freiburg):

- Reduktion von Angst, Depression, Hilflosigkeit und Hoffnungslosigkeit
- Verbesserung des Selbstwertgefühls und der mentalen Einstellung zur Krebserkrankung
- Vermittlung von Selbstkontrollstrategien
- Förderung der aktiven Teilnahme und Mitwirkung an der Behandlung bzw. Rehabilitation
- Hilfe bei der Klärung lebensbiografischer Konflikte
- Entlastung der Patienten durch Ausdruck von negativen Gefühlen, insbesondere Angst und Wut
- Entwicklung aktiver Verarbeitungsstrategien für krebsbezogene Probleme
- Förderung der Gesundheit und der Lebensperspektive
- Verbesserung der Kommunikation zwischen Patient, Partner und Angehörigen
- Verbesserung der beruflich-sozialen Integration
- Verbesserung von Funktionsbereichen, vor allem bei neuropsychologischen Störungen, Schlafstörung, Fatigue-Syndrom, Sinneswahrnehmung

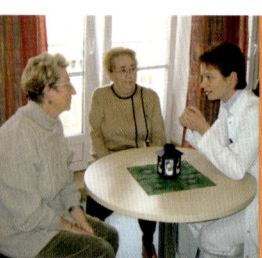

Vertrauensvolle Gespräche mit Patienten und Angehörigen können Ängste vermindern.

Gespräche

Aufklärungsgespräche mit dem Patienten und den Angehörigen sind wichtig, um die seelische Balance bei der Krankheitsverarbeitung wieder zu erlangen. Vor allem die Angehörigen sollen wissen, wie es im Patienten aussieht. Offenheit und Ehrlichkeit sind Voraussetzungen für ein Verständnis, auch in konfliktbeladener Zeit, wie es eine Tumorerkrankung ist. Die Angehörigen sollten jedoch wissen, dass die Tumorerkrankung eines Familienmitglieds auch für sie eine seelische Belastung darstellt. Um Angst abzubauen und das Selbstwertgefühl wiederzuerlangen, braucht man den Partner, der einen so akzeptiert, wie man derzeit ist, auch mit allen Sorgen, Ängsten und Depressionen. Häufig jedoch sind die Partner und Angehörigen überfordert, da sie ja keine Psychotherapeuten sind; dann gilt es, professionelle Hilfe durch einen Psychotherapeuten anzunehmen.

Aufklärung

Entscheidend bei der Krankheitsverarbeitung ist ein Vertrauensverhältnis zwischen Arzt und Patient. Voraussetzung dafür ist nicht nur ein Aufklärungsgespräch, sondern ein Aufklärungsprozess, der häufig über viele Monate, ja Jahre geht. Eine Unterlassung der Aufklärung verhindert dieses Vertrauensverhältnis. Unter Aufklärung versteht man einen Prozess, in dem alle Informationen vermittelt werden, die zum Verständnis der Erkrankung, der therapeutischen Möglichkeiten, der zu erwartenden Nebenwirkungen, der voraussichtlichen Lebensqualität und Überlebensdauer vermittelt werden. Die Wahrheit gegenüber dem Patienten bedeutet, dass ihm gute und schlechte Nachrichten mitgeteilt werden, jedoch auf dem Boden eines Vertrauensverhältnisses, das auch Belastungen aushält. Der Arzt sollte seine eigene Persönlichkeit in die Beziehungsgestaltung einbringen, damit Vertrauen und Offenheit entstehen können.

Entspannungstechniken

Die körperorientierten Entspannungsmethoden wie Atem-, Körper-, Ausdrucks- oder Muskelentspannungsübungen haben zum Ziel, über körperliches auch psychisches Wohlbehagen zu ermöglichen. Negatives emotionales Empfinden, das häufig in der Kindheit erlitten wurde, wird im Körper »eingefroren«, sodass Gefühle und Ausdrucksbewegungen blockiert oder zurückgehalten werden. Inzwischen haben sich viele Techniken mit einer großen Methodenvielfalt entwickelt, z. B. Feldenkrais, Atemtherapie, Qi Gong, Tai Chi, Yoga, progressive Muskelrelaxation, autogenes Training, Rolfing. Alle diese Methoden haben zum Ziel, durch körperliche Entspannung die Seele von Spannungen zu befreien.

Autogenes Training

Das autogene Training nach J.H. Schultz ist ein Verfahren zur konzentrativen Selbstentspannung, dessen Wirksamkeit nachgewiesen ist. Es basiert auf der Selbstsuggestion und speziellen Körperwahrnehmungen. Man unterscheidet eine Ober- und Unterstufe, wobei in

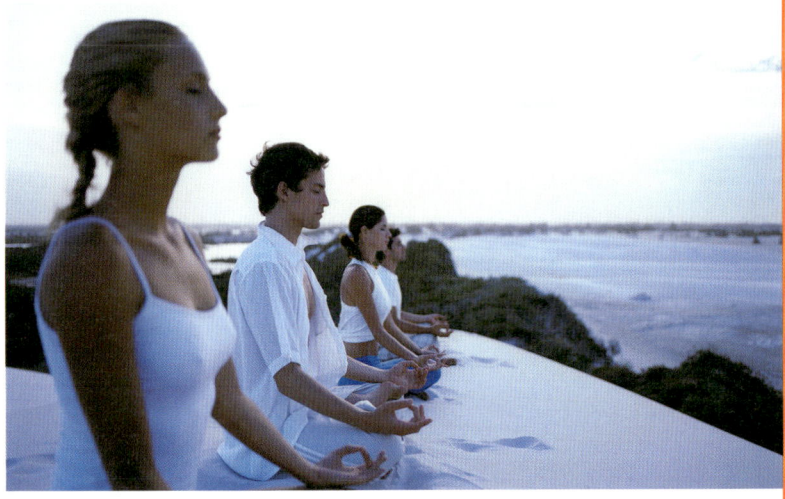

Autogenes Training ist eine wirksame Entspannungsmethode – auch bei Krebserkrankungen.

> Die progressive Muskelrelaxation zeigt auch gute Erfolge zur Reduktion von therapieinduzierten Schmerzen und ist besonders wirksam in Kombination mit Imaginationstechniken.

der Behandlung für Tumorpatienten vorwiegend die Unterstufe zur Anwendung kommt. Innerhalb dieser lässt sich mit Schwere- und Wärmewahrnehmung nach mehrwöchigem Training eine psychovegetative Umstellung erreichen. Beim Vorsprechen des Therapeuten als direkte suggestive Maßnahme gelingt dies häufig schneller. So genannte formelhafte Vorsatzbildungen, die ein besonderes oder aktuelles Problem ansprechen, bereichern die therapeutische Arbeit. Die Indikation für Tumorpatienten ist eine positive Wirkung bei psychosomatischen Störungen, also z.B. Ängsten, depressiven Zuständen, innerer Unruhe, Herzklopfen oder Schweißausbrüchen.

Progressive Muskelrelaxation

Die progressive Muskelrelaxation nach E. Jacobson ist eine Entspannungsmethode mit zuverlässigem Wirkungsnachweis. Die häufigsten Anwendungsgebiete sind Angststörungen, Anspannungszustände, Schlafstörungen, Hypertonie, Kopfschmerzen, Migräne und Herz-Kreislauf-Erkrankungen. Der Patient als Übender lernt, entsprechende Muskelgruppen nach kurzer Anspannungsphase zu entspannen, wobei er immer die willentliche Aufmerksamkeit auf die Wahrnehmung des Entspannungs-Spannungs-Kontrasts richtet. Dadurch wird ein Stadium erreicht, in dem die erstrebte Ruhetönung auftritt.

> Während der Gestaltungsphase ist der Einzelne intensiv mit sich selbst beschäftigt – damit findet eine konzentrierte Selbstbeobachtung statt.

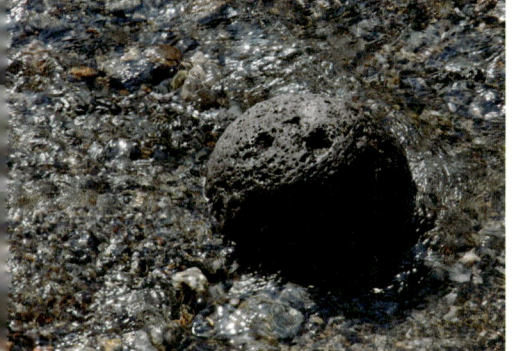

Kunst- und Gestaltungstherapie

Die Kunst- und Gestaltungstherapie, wie Tanz, Musik, Malen und Plastizieren, ist ein handlungs- und erlebnisorientiertes Therapieverfahren. Es vertieft und differenziert das Ich-Erleben, regt den Dialog mit sich selbst an und fördert Ausdrucks-, Gestaltungs- und Verbalisierungsvermögen. Im bildnerischen Gestalten ermöglicht es den Tumorpatienten die Darstellung und Konkretisierung innerer Bilder. So können Gefühle wie Liebe, Hass, Verzweiflung oder Stimmungen wie Traurigkeit oder Alleinsein, Phantasien wie schöne Berge oder weites Meer, Erinnerungen an wohltuende Erlebnisse, Vorstellungen und Wünsche in Farben, Ton oder Collagen ausgedrückt werden.

Das entstandene Bild zeigt die seelische Verfassung des Patienten, seine momentane Lebenssituation, seine Befürchtungen, auch seine Wünsche. Auch ist es möglich, sich zu einem späteren Zeitpunkt wieder auf die Bilder zu beziehen. Eine Folge von Bildern enthüllt häufig die Veränderungen, die sich im Patienten während der Therapie und der Erkrankung ergeben. Ziel der Kunst- und Gestaltungstherapie ist es, dass der Betroffene das »Tor zum inneren Geschehen« öffnet. Verborgene Gefühle, Gedanken tauchen auf und können vom Arzt oder Psychologen behutsam aufgegriffen und im Gespräch aufgearbeitet werden.

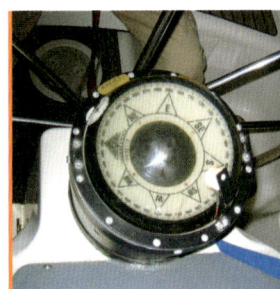

Im Verlauf einer Krebserkrankung gilt es, den Lebenskurs neu zu bestimmen.

Verhaltenstherapie

In psychisch konfliktbeladenen Situationen ist es notwendig, sich über die Ursache seines Verhaltens klar zu werden – körperlich, emotional und geistig. Verhalten ist erworben und somit veränderbar. Im Rahmen einer Tumorerkrankung ändern sich Lebensziele, -prioritäten, -inhalte. Halte ich an bisherigen Lebenszielen und Prioritäten fest, sind häufige Symptome Angst, Depressionen, sozialer Rückzug, Hilf-, Hoffnungs- und Orientierungslosigkeit. Versuche ich, mich auf die Erkrankung einzustellen, dagegen anzukämpfen, innere Kräfte zu mobilisieren, mein Selbstwertgefühl zu stärken, verändere ich mein Verhalten und kann somit die Erkrankung besser verarbeiten. Voraussetzung ist die Fähigkeit des Patienten, über sein Verhalten nachzudenken und neues Verhalten auszuprobieren. Dafür stehen unterschiedliche verhaltenstherapeutische Methoden zur Verfügung, wie Konfrontationsverfahren, systematische Desensibilisierung, operante Methoden, Rollenspiele, Gedankenstopp, kognitive Umstrukturierungen und Selbstsicherheitstraining.

Alle diese verhaltenstherapeutischen Verfahren, auch Interventionen genannt, können dem Patienten helfen, körperlich, psychisch, sozial und geistig besser mit seiner Krebserkrankung umgehen zu können und damit seine Lebensqualität entscheidend zu steigern.

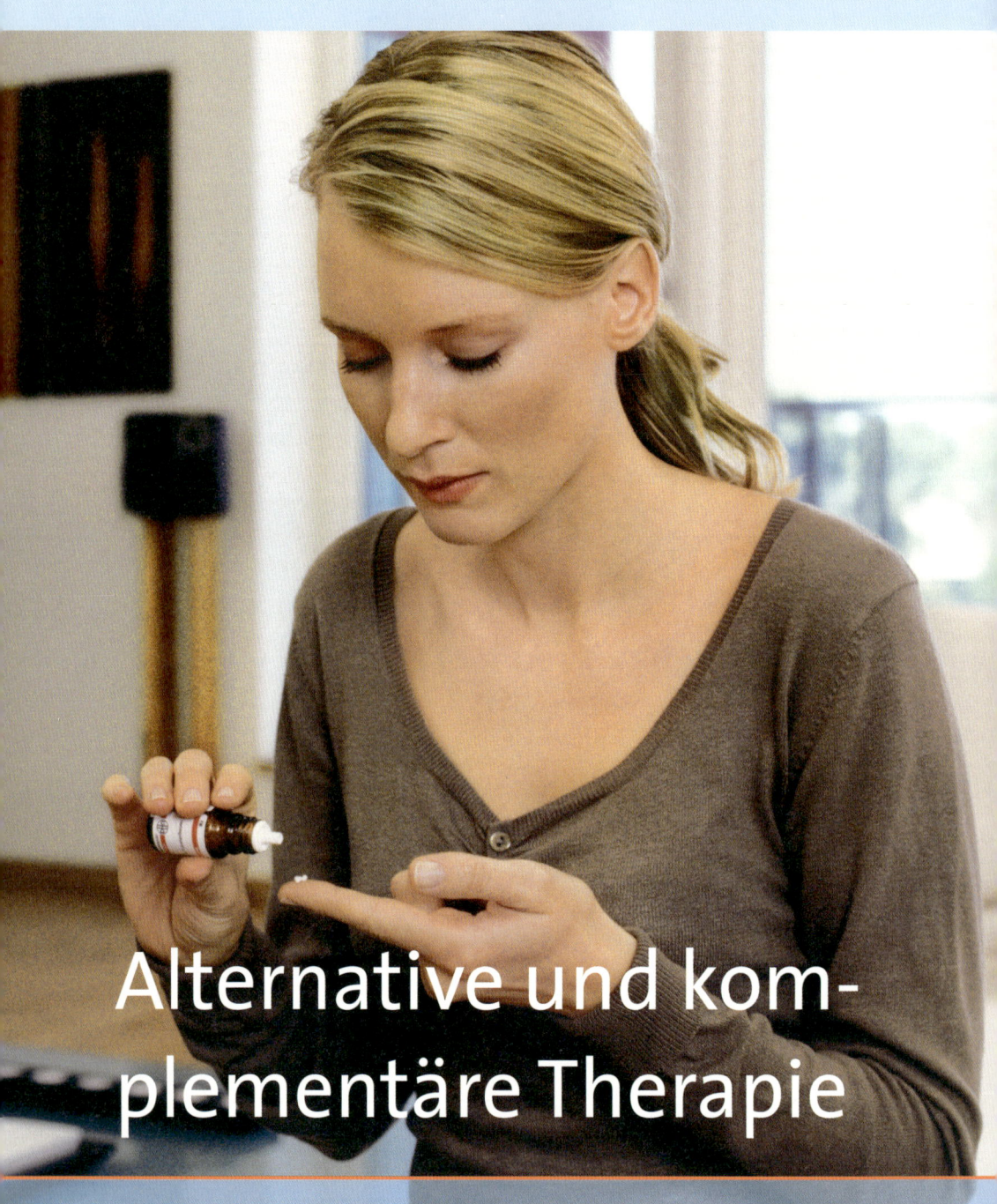

Alternative und komplementäre Therapie

Wann ist sie bei Krebs sinnvoll?
Wann schadet sie?

Sind »alternative« Krebstherapien sinnvoll?

Unter alternativer, additiver oder komplementärer Krebstherapie sind Verfahren und Medikamente zu verstehen, die »alternativ« zu Operation, Strahlenbehandlung oder systemischer Chemo- und Immuntherapie angewandt werden. Häufig entstammen ihre Substanzen Pflanzen (so genannte Phytotherapeutika), wie die Misteltherapien, z.B. Mistellektin 1 (Iscador® und Eurixor®), jedoch auch aus Tieren wie Eiweißextrakte aus dem Thymus von Rindern (Thymuvocal®). Nahrungsergänzungen (Vitamine, Spurenelemente und Elektrolyte), Krebsdiäten (wie radikale Hungerkuren, Fastenkuren, z.B. nach Breuss), Immunzelltherapien, orthomolare Zusatzbehandlungen nach Paulin, eumetabolische Therapien nach Niper sowie Energietherapien zählen ebenfalls zu den alternativen Krebstherapien.

Etwa 70% aller Krebspatienten nehmen im Lauf ihrer Erkrankung alternative oder komplementäre Behandlungen in Anspruch, oft »ergänzend« zur Chemo- oder Immuntherapie und Bestrahlung.

So häufig werden solche Methoden und Substanzen eingesetzt:
- Mistelextrakte: 62%
- Vitamine und Spurenelemente: 45%
- Immunstimulanzien wie Thymuspeptide: 28%
- Enzyme: 22%
- Tees: 22%
- Diäten: 16%
- Homöopathie: 14%

Motive für alternative Krebstherapien

Als Motive für die Verwendung von unkonventionellen Therapiemethoden geben die Patienten häufig an, die körpereigene Abwehr gegen die Krebserkrankung und die Selbstheilungskräfte im Körper stärken zu wollen. Sie möchten selbst einen Beitrag im Kampf gegen den Krebs leisten. Die wissenschaftliche Tumortherapie soll durch alternative Therapieformen erweitert werden, um so alle Möglichkeiten auszuschöpfen mit dem Ziel, den »ganzen Menschen« zu behandeln. Dieser Wunsch der Patienten ist nur allzu verständlich. Deshalb sprechen Ärzte bei diesen Therapieformen auch von »ganzheitlicher Medizin« und meinen, dass nicht nur die körperlichen, sondern vor allem die seelischen und geistigen Leiden einer Krebserkrankung ernst genommen werden.

Deshalb ist gerade bei Tumorerkrankungen die umfassende psychoonkologische Betreuung der Patienten so immens wichtig (siehe dazu auch Seite 120f.).

Misteltherapie

Die Misteltherapie ist eng mit der Anthroposophie von Rudolf Steiner verbunden. Er begründete die Misteltherapie in einem Vortrag von 1920 aufgrund der Ähnlichkeit von Krebserkrankungen mit dem krebsartigen Mistelwachstum auf Bäumen.

In Deutschland sind etwa 30 Mistelpräparate im Handel, die sich durch verschiedene Herstellungsverfahren unterscheiden. Die behördliche Registrierung eines Präparats ist kein Beweis dafür, dass es gegen Krebserkrankungen wirksam ist. Dagegen ist die Kassenzulässigkeit eines Produkts für eine spezifische Tumorerkrankung auf einen Wirksamkeitsnachweis durch Studien begründet.

Die Markennamen der Präparate anthroposophischer Hersteller sind Helixor® (D19), Iscador® (D10), Iscador Spezial®, Iscucin® (D21) und Isorel® (D20). Cefalektin®, Eurixor® und Lektinol® sind Mistelpräparate von phytopharmazeutischen Firmen. In den letzten Jahren konnte gezeigt werden, dass die aktive Substanz der Mistel das galaktosespezifische Lektin ML1 ist.

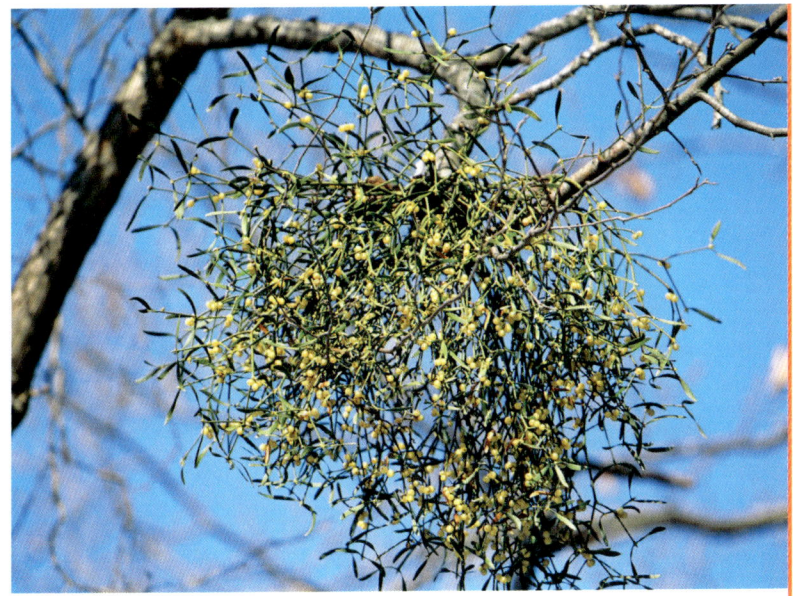

Mistelwachstum auf einem Baum – wie ein Krebs…

Thymuspräparate

Unter Thymuspräparaten versteht man Präparate aus der Thymusdrüse von Rindern, die während der Embryonalzeit groß ist und später schrumpft. Diese Präparate werden bei Tumorerkrankungen und rheumatischen Erkrankungen eingesetzt. Der Thymus ist ein lebenswichtiges Organ der zellulären Abwehr, damit T-Lymphozyten reifen können. Die T-Lymphozyten spielen eine Rolle bei der Abwehr von Infektionen von Viren, Bakterien und Pilzen sowie bei der Erkennung und Abstoßung von Krebszellen.

Die Thymusextrakte sind zum Teil biochemisch definierte Fraktionen, wie P1-P5, auch einzelne Thymuspeptide, Thymosin Alpha 1, Thymosin Beta 4, Thymopoetin, Thymolin, Thymostimulin und Thymomodulin. Präparate wie Thymophysin®, Thymorell®, Thymuvocal®, Thymoject® und Thymoject® Logos sind im Handel.

Orthomolare und zytoplasmatische Therapie

Der Begriff der »orthomolaren Therapie« wurde in den 1960er Jahren geprägt. Darunter versteht man eine Behandlung mit natürlichen (ortho: richtig) Wirkstoffen (molar: die Molarität betreffend), wie Vitaminen, Mineralien, Selen, Zink, Lithium, Beta-Karotin, Cholesterin und Aminosäuren. Sie gehören zum Teil in die Gruppe der so genannten Antioxidanzien, also Substanzen, die freie Radikale abfangen sollen, um die DNS im Zellkern zu schützen.

Vitamin C in hoher Dosierung wird eine vorbeugende, unterstützende und lebensverlängernde Wirkung zugesprochen. Es liegen neuere Studien vor, in denen gezeigt wurde, dass hochdosiertes Vitamin C das Auftreten eines Kolonkarzinoms nicht vermeiden kann.

Darüber hinaus liegen noch keine wissenschaftlich gesicherten Daten vor, dass die Einnahme anderer orthomolarer Substanzen den Verlauf einer Tumorerkrankung, wenn sie schon aufgetreten ist, günstig beeinflussen kann.

Ney-Tumorin (vitOrgan®) ist das Hauptpräparat der zytoplasmatischen Therapie, die in den 1950er Jahren entwickelt wurde. Es ist ein Gemisch aus 15 verschiedenen Organen von Rindern und Schweinen und soll selektiv den Tumorstoffwechsel hemmen, Abwehrzellen stimulieren und normales Körpergewebe revitalisieren.

Der Faktor AF2 wurde bereits in den 1940er Jahren in Rom entwickelt als Extraktgemisch aus Leber und Milz von Schafsembryonen. Seit 1984 wird es – nunmehr biotechnologisch hergestellt – in der Tumortherapie angeboten.

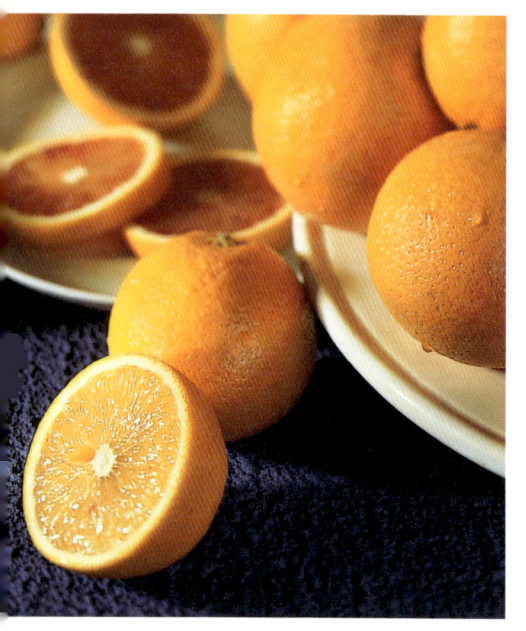

Alternative und komplementäre Krebstherapien – ob sie das Leben wirklich verlängern, ist noch nicht abschließend geklärt.

Enzymtherapien

Enzymtherapien wie Wobenzym®N und Promelain® sollen die Abwehrkräfte verbessern. Es klingt suggestiv, dass beim Auftreten einer Krebserkrankung das Abwehrsystem des Patienten versagt hat und deshalb Immunstimulanzien eingesetzt werden müssen.
Das Immunsystem ist bei den meisten Tumorpatienten jedoch intakt (siehe Seite 23f.).

»Krebsdiäten«

Dass eine gesunde und ausgewogene Ernährung – kalorienarm, vitamin- und ballaststoffreich – das Risiko von Krebserkrankungen generell vermindern kann, ist mittlerweile wissenschaftlich bewiesen. »Krebsdiäten« nach dem Auftreten von Krebserkrankungen entbehren jedoch bislang jedes Wirksamkeitsbeweises und können für Tumorpatienten sogar gefährlich sein.
In der Literatur wurden bisher über 40 verschiedene Krebsdiäten beschrieben, beispielsweise Heilfasten, Säftefasten und eiweißarme Kuren, Rohkostdiäten, vegetarische Diäten, spezielle Kuren, Diäten und Ernährungsrichtlinien im Rahmen eines Medizinkonzepts.
Beliebte Diäten sind die vegetarische Diät, die Öl-Eiweiß-Kost nach Budwick (Leinöl, Speisequark, Früchte und Fruchtsäfte), die anthroposophische Diät (Laktovegetarismus, nicht raffinierte Kohlenhydrate, Sauermilchprodukte) und die gefährliche Krebskur total nach Breuss (Fasten von 42 Tagen mit maximal einem Liter Gemüsesaft täglich und verschiedenen Tees zur Entgiftung).
Eine Krebserkrankung kann überhaupt nicht »ausgehungert« werden, da Tumore ohne Therapie permanent wachsen. Es kann für Patienten hochgradig riskant sein, wenn sie ausgehungert werden, weil dann Gewichtsabnahme, Mangelernährung, Schwäche und Verkürzung des Überlebens drohen.

> Obwohl die alternative und komplementäre Krebstherapie von 70 % der Patienten angewandt wird, liegen bislang noch keine gesicherten Beweise vor, dass Remissionsraten, das Überleben und die Lebensqualität verbessert werden.

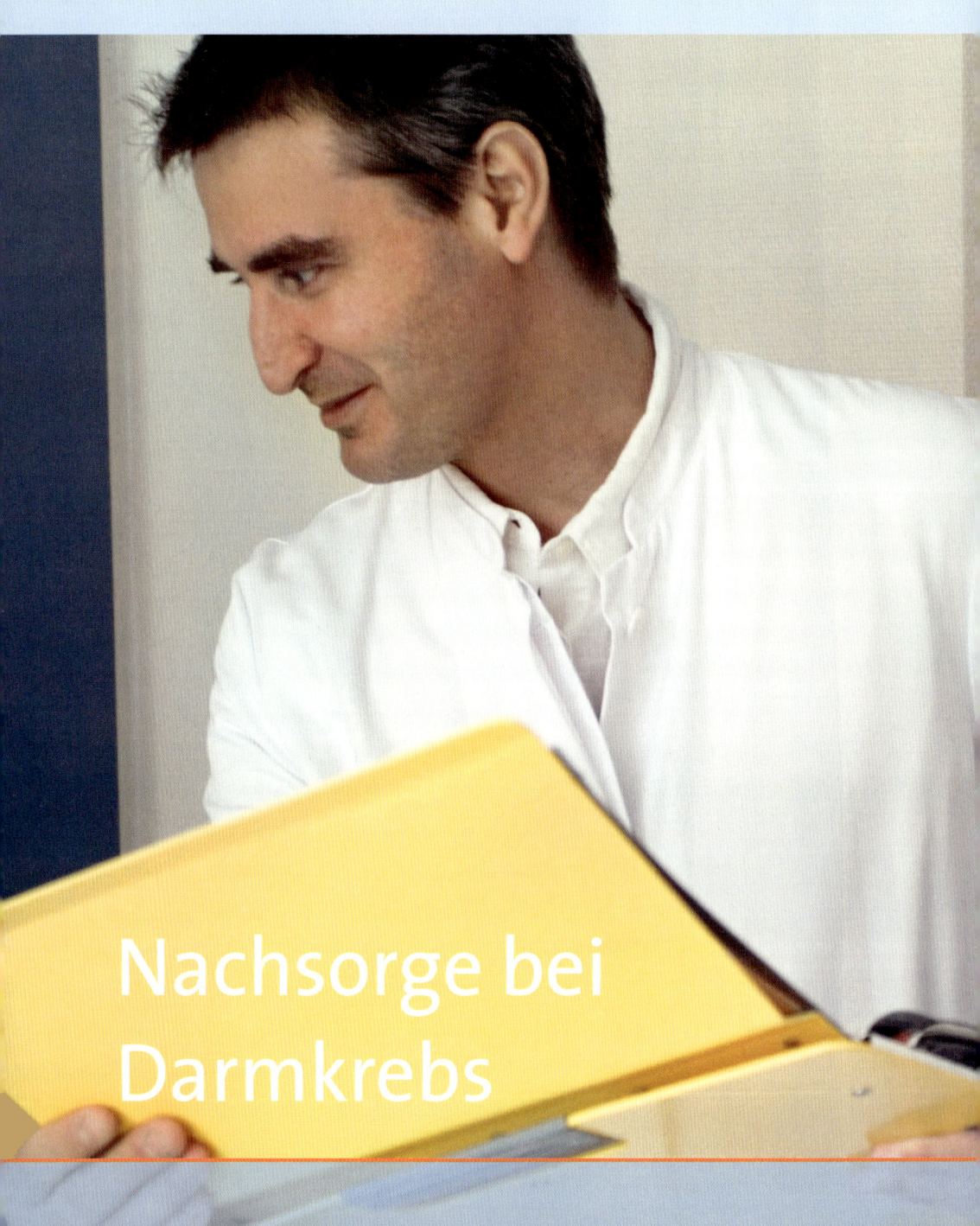

Nachsorge bei Darmkrebs

Regelmäßige Kontrollen sind wichtig!

Den Rückfall frühzeitig erkennen

Die Nachsorge bei Darmkrebs umfasst alle diagnostischen und therapeutischen Maßnahmen, die im Anschluss an die abgeschlossene Primärbehandlung, d.h. Operation, Bestrahlung und adjuvante Chemotherapie, durchgeführt werden. Die Nachsorge erfolgt mit dem Ziel, dass ein Wiederauftreten der Erkrankung in Form eines Lokalrezidivs oder von Fernmetastasen frühzeitig erkannt und möglichst effektiv behandelt werden kann. Patienten sollten sich also unbedingt an die von Ihrem Arzt vorgegebenen Nachsorgerichtlinien halten.

Die »magischen« fünf Jahre

Während der ersten fünf Jahre nach der Darmkrebsoperation besteht generell ein höheres Rückfallrisiko. Jenseits von fünf Jahren ist das Rezidivrisiko beim kolorektalen Karzinom geringer.
Durch regelmäßige Nachsorgeuntersuchungen und frühzeitige Erkennung eines Tumorrückfalls kann beim möglichen Vorliegen von solitären Lungen- oder Lebermetastasen immer noch eine Heilung erzielt werden. Deshalb ist in den ersten Jahren besondere Aufmerksamkeit angesagt.

Tumorstadium I

Im Tumorstadium I ist nach R0-Resektion in Anbetracht der geringen Rezidivrate und der sehr günstigen Prognose durch regelmäßige Nachsorgeuntersuchungen kein Benefit für den Patienten zu erwarten. Eine Koloskopie nach zwei bis fünf Jahren dient der Früherkennung von Zweittumoren.
Im Einzelfall kann bei höherem Rezidivrisiko, beispielsweise nach einer intraoperativen Tumoröffnung oder bei G3/4-Tumoren oder bei einer

Venen- oder Lymphgefäßinvasion, eine noch engmaschigere Nachsorge sinnvoll sein.

Tumorstadium II und III

Im Tumorstadium II und III sind Nachsorgeuntersuchungen häufiger sinnvoll, da die Rezidivgefahr höher ist. Immer wieder wird die Frage gestellt, ob regelmäßige Tumormarkeruntersuchungen wie das CEA und das CA 19-9 in der Nachsorge sinnvoll sind. Der Normalwert für das CEA liegt unter 5 ng/ml, für das CA 19-9 unter 30 IU/ml.
Ein kontinuierlicher CEA-Anstieg nach der Operation, wenn die Werte auch niedrig sind, ist immer ein sicherer Hinweis für ein Lokalrezidiv im Darm oder deutet auf Fernmetastasen hin. Deshalb ist eine sofortige Untersuchung des Patienten notwendig. Ein CEA-Anstieg über 20 ng/ml ist in der Regel ein Hinweis für ein Wiederauftreten der Erkrankung. Bei Rauchern kann eine Erhöhung des CEA-Werts bis 12 ng/ml beobachtet werden.
Die Nachsorgeempfehlungen beim Rektumkarzinom im Stadium II und III sind etwas modifiziert. Die Darmspiegelung ist beim Rektumkarzinom und beim tiefsitzenden rektosigmoidalen Karzinom wichtig, um ein Lokalrezidiv möglichst frühzeitig zu erkennen und eventuell kurativ wieder operieren zu können.

▸ Wenn vor der Operation eine Abklärung des gesamten Darms nicht möglich war, sollte drei Monate nach der Operation eine Darmspiegelung erfolgen.

▸ Nach dem fünften Jahr sollte alle drei Jahre eine Koloskopie durchgeführt werden.

▸ Fünf Jahre nach der Operation, eventuell ergänzt durch eine adjuvante Chemotherapie oder Bestrahlung, ist ein Lokalrezidiv oder Absiedelungen in anderen Organen sehr viel seltener, weshalb die regelmäßige Nachsorge nicht mehr notwendig ist.

Detaillierte Angaben zu den Nachsorgeempfehlungen finden Sie in der Übersicht auf der rechten Seite. Natürlich wird Ihr Arzt mit Ihnen einen induviduellen Zeitplan zur Nachsorge besprechen.

Nachsorgeempfehlungen bei Kolon- und Rektumkarzinom

Tumorstadium I beim Kolon- und Rektumkarzinom

Untersuchung Monat	1. Jahr		2. Jahr		3. Jahr	4. Jahr	5. Jahr
	6	12	18	24	36	48	60
Anamnese und körperliche Untersuchung	○	○	○	◆	○	○	◆
Koloskopie	○	○	○	◆	○	○	◆

Tumorstadium II & III beim Kolonkarzinom

Untersuchung Monat	1. Jahr		2. Jahr		3. Jahr	4. Jahr	5. Jahr
	6	12	18	24	36	48	60
Anamnese und körperliche Untersuchung	◆	◆	◆	◆	◆	◆	◆
CEA	◆	◆	◆	◆	◆	◆	◆
Sonografie	◆	◆	◆	◆	◆	◆	◆
Thoraxaufnahme	○	◆	○	◆	◆	○	◆
Hohe Koloskopie	○	○	○	◆	○	○	◆

Tumorstadium II & III beim Rektumkarzinom

Untersuchung Monat	1. Jahr		2. Jahr		3. Jahr	4. Jahr	5. Jahr
	6	12	18	24	36	48	60
Anamnese und körperliche Untersuchung	◆	◆	◆	◆	◆	◆	◆
CEA	◆	◆	◆	◆	◆	◆	◆
Sonografie	◆	◆	◆	◆	◆	◆	◆
Thoraxaufnahme	○	◆	○	◆	◆	◆	◆
Nach Rektumresektion: Rektoskopie oder Sigmoidoskopie, eventuell Endosonografie	◆	◆	◆	○	◆	◆	○
Hohe Koloskopie	○	○	○	◆	○	○	◆
Computertomografie Becken	3 Monate nach Abschluss der adjuvanten Therapie						

○ Keine Untersuchung ◆ Untersuchung

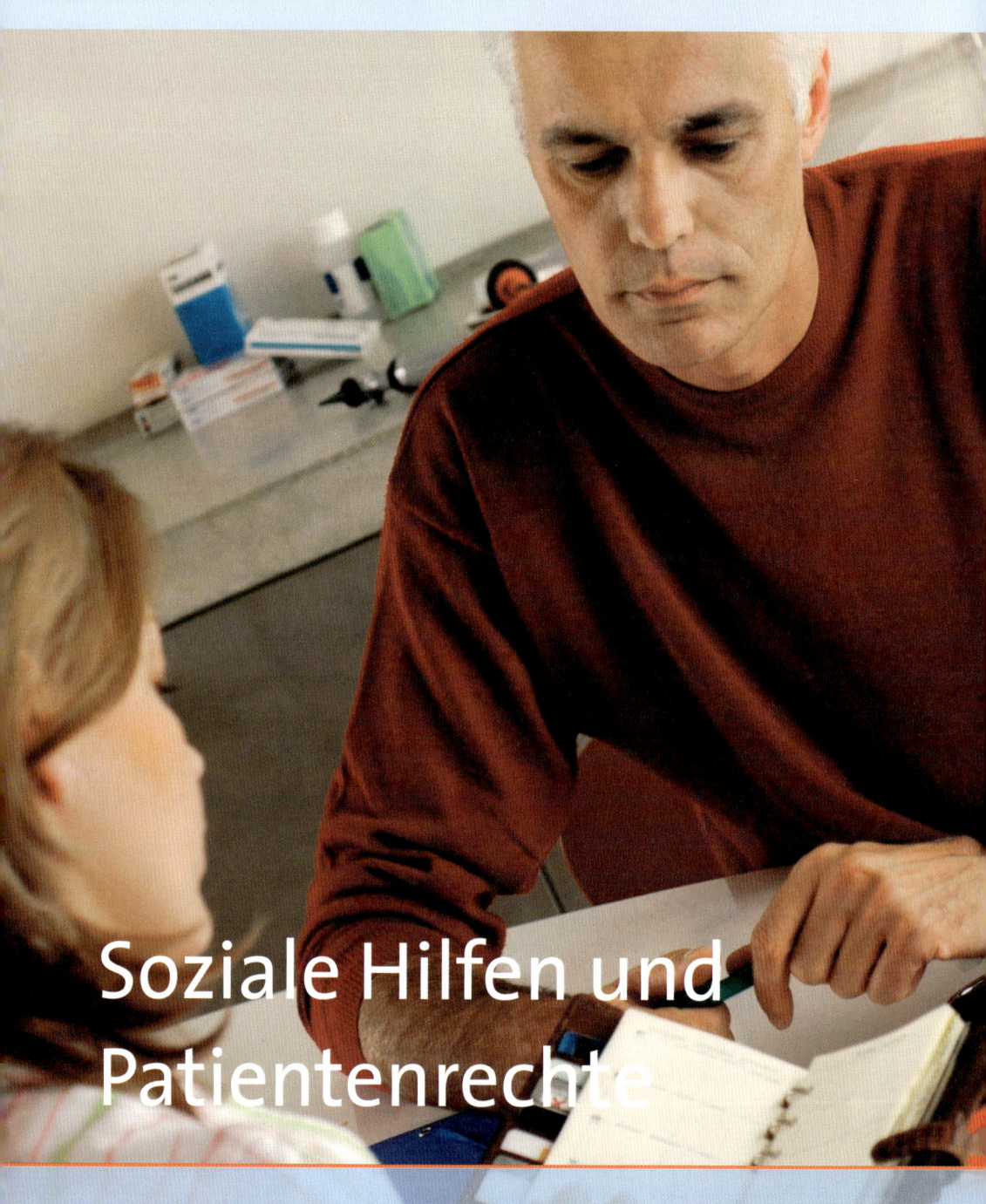

Soziale Hilfen und Patientenrechte

Worauf Krebskranke Anspruch haben

Sozialleistungen

Zuzahlungen

Medizinische Leistungen und Medikamente werden zum Großteil von den Krankenkassen übernommen. Jedoch müssen Patienten seit Anfang 2004 10% der Kosten selbst tragen – mindestens fünf und höchstens zehn Euro. Liegen die Kosten unter fünf Euro, müssen Patienten den tatsächlichen Preis zahlen. Nicht verschreibungspflichtige Medikamente werden heute nicht mehr von den Krankenkassen übernommen.

> Für viele Tumorerkrankungen gibt es sozialrechtliche Vergünstigungen, Hilfen und Angebote, von denen jeder Tumorpatient wissen sollte, um die sozialrechtlich möglichen Vergünstigungen auszuschöpfen.

Fahrtkosten

Fahrtkosten zu ambulanten Behandlungen werden grundsätzlich nicht mehr übernommen. Die Krankenkasse kann, wenn die Fahrten aus zwingend medizinischen Gründen erforderlich sind, die Genehmigung erteilen und die Fahrtkosten übernehmen. Jedoch hat sich der Versicherte mit maximal 10% bzw. mindestens fünf und höchstens zehn Euro pro Fahrt zu beteiligen. Bei einer Chemo- oder Immuntherapie, z. B. bei mehrfacher »Serienbehandlung«, werden Genehmigungen erteilt.

Die Krankenkassen übernehmen darüber hinaus die Fahrtkosten zu Strahlenbehandlungen. Verlegungsfahrten, etwa zur Kurzzeitpflege oder in ein Krankenhaus mit niedrigerer Versorgungsstufe, werden in der Regel nicht getragen, wohl aber Entlassungsfahrten nach Hause oder in ein Pflegeheim.

Häusliche Pflege – wie funktioniert das?

Immer häufiger werden Patienten frühzeitig aus dem Krankenhaus entlassen, sind aber noch nicht fähig, sich selbst ganz zu versorgen. Deshalb spielt die häusliche Krankenpflege eine immer größere Rolle.

Voraussetzung ist, dass keine andere im Haushalt lebende Person den Patienten im erforderlichen Umfang pflegen und versorgen kann. Häusliche Krankenpflege umfasst die Behandlungspflege, z.B. Lagern, Verbandswechsel, Spritzen, parenterale Ernährung, Schmerztherapie, die Grundpflege, wie z.B. Körperpflege, sowie die hauswirtschaftliche Versorgung, wie Einkaufen, Kochen und Putzen.

Den Leistungsanspruch auf Grundpflege und hauswirtschaftliche Versorgung haben Patienten, wenn Pflegebedürftigkeit im Sinne des Pflegeversicherungsgesetzes besteht.

Haushaltshilfe

Wenn Sie als gesetzlich Versicherter wegen eines Krankenhausaufenthalts Ihren Haushalt nicht selbst weiterführen können, haben Sie Anspruch auf Hilfe, falls Sie mindestens ein Kind haben, das das zwölfte Lebensjahr noch nicht vollendet hat.

Wird die Haushaltshilfe nach dem stationären Aufenthalt weiter benötigt, muss dies ärztlich bescheinigt werden und wird im Einzelfall von der Krankenkasse geprüft.

Was versteht man unter Hilfs- und Heilmitteln?

Hilfsmittel gleichen eine Behinderung aus oder unterstützen den Behandlungserfolg. Hierzu zählen Perücken, Stützkorsett, Faltrollstuhl, verstellbares Krankenbett, Artikel zur Stomaversorgung, Seh- und Hörhilfen, Prothesen, Gehhilfen u. Ä. Versicherte haben Anspruch auf Versorgung mit Hilfsmitteln; jedoch gelten auch hier die Zuzahlungsbestimmungen. Vom Arzt verordnete Hilfsmittel müssen vor der Beschaffung von der Krankenkasse genehmigt werden.

Unter Heilmitteln versteht man vor allem physikalisch-therapeutische Maßnahmen, wie beispielsweise Massage, Krankengymnastik, Lymphdrainage und Ergometrietraining. Auch hier haben die Versicherten Anspruch auf die Versorgung mit Heilmitteln, jedoch ebenso mit Eigenbeteiligung.

Belastungsgrenzen

Es soll niemand durch Zuzahlungen finanziell überfordert werden. Daher gibt es Belastungsgrenzen. Werden diese überschritten, brauchen Sie für den Rest des Kalenderjahres keine weiteren Zuzahlungen zu leisten. Erwachsene müssen nicht mehr als 2 % ihres jährlichen Bruttoeinkommens an Zuzahlungen aufwenden. Für chronisch Kranke beträgt die Belastungsgrenze 1 % des jährlichen Bruttoeinkommens. Zum Bruttoeinkommen zählt das gesamte Familieneinkommen inklusive Mieteinnahmen. Alle Familienmitglieder können die Rechnungen für medizinische Ausgaben sammeln und einreichen. Als chronisch krank gilt ein Patient, wenn die Erkrankung seit mindestens einem Jahr besteht, er sich in ärztlicher Dauerbehandlung befindet und mindestens einmal pro Quartal zum Arzt geht sowie mindestens eines der folgenden Kriterien erfüllt ist:

▶ Pflegebedürftigkeit der Stufe 2 oder 3
▶ Schwerbehinderung oder Erwerbsminderung von mindestens 60 %
▶ Kontinuierliche medizinische Versorgung, ohne die eine lebensbedrohliche Verschlimmerung, verminderte Lebenserwartung oder dauerhafte Beeinträchtigung der Lebensqualität zu erwarten ist

Wie lange bekomme ich Krankengeld?

Das Krankengeld sichert die Lebenserhaltung während einer langen Krankheit und beträgt 70 % des zuletzt erzielten Regelentgelts, jedoch höchstens 90 % des Nettoarbeitsentgelts. Versicherte erhalten Krankengeld, wenn die Krankheit sie arbeitsunfähig macht oder sie auf Kosten der Krankenkasse stationär behandelt werden. Krankengeld wird bei Arbeitsunfähigkeit wegen derselben Krankheit für höchstens 78 Wochen (einschließlich Lohnfortzahlung) innerhalb von drei Jahren gewährt. Das Krankengeld kann somit nicht die Funktion einer ununterbrochenen Dauerrente erfüllen. Sie erhalten rechzeitig von Ihrer Krankenkasse ein Anschreiben, nach dem Sie innerhalb einer bestimmten

Frist entweder einen Rentenantrag oder einen Reha- bzw. AHB-Antrag stellen müssen. Bitte die Abgabefrist unbedingt einhalten!

Hilfe zum Lebensunterhalt/ in besonderen Lebenslagen

Sollten Sie aufgrund Ihrer Erkrankung in finanzielle Not geraten, die durch keine Stelle bzw. nicht durch Ihre Angehörigen aufgefangen werden kann, haben Sie Anspruch auf Leistungen nach dem Bundessozialhilfegesetz.

▸ Hilfe zum Lebensunterhalt umfasst die täglichen Lebenshaltungskosten und wird neben der Übernahme von Miet- und Heizkosten nach bestimmten Regelsätzen gewährt.

▸ Hilfe in besonderen Lebenslagen erhalten Sie bei Krankheit bzw. Pflegebedürftigkeit. Sie wird Ihnen durch Weiterführung der Haushalts- und der Eingliederungshilfe für Behinderte gewährt.

Wann ist Rehabilitation sinnvoll?

Unter Rehabilitation versteht man die Gesamtheit aller erforderlichen Maßnahmen, um Menschen mit körperlicher, geistiger oder seelischer Behinderung bzw. drohender Behinderung, die ihre Behinderung oder deren Folgen nicht selbst überwinden können, zu helfen, ihre Fähigkeiten und Kräfte zu entfalten, um wieder einen Platz in der Gemeinschaft zu finden.

Medizinische Rehabilitationsmaßnahmen, d.h. Anschlussheilbehandlungen (AHB) oder Nach- und Festigungskuren, werden in der Regel von den Rentenversicherungsträgern, vereinzelt von den gesetzlichen Krankenkassen, Privatkrankenkassen und der Beihilfe, bei Nichtversicherten vom Sozialamt auf Antrag gewährt. Bei der Ausstellung helfen in Krankenhäusern die Sozialdienste, die sich mit dem Genehmigungsverfahren in der Regel sehr gut auskennen.

Anschlussheilbehandlungen müssen noch während des Krankenhausaufenthalts beantragt bzw. vom Krankenhaus direkt eingeleitet werden. Eine AHB muss innerhalb von zwei Wochen nach der stationären Entlassung angetreten werden, nach Bestrahlung im Höchstfall (z.B. bei Bestrahlungsschäden) fünf Wochen nach der letzten Bestrahlung. Die Zuzahlung beträgt zehn Euro pro Tag zwischen 14 und 28 Tagen je nach Kostenträger, wobei der stationäre Krankenhausaufenthalt angerechnet wird. Bei Anus-praeter-Rückverlagerung ist in der Regel keine AHB mehr möglich. Nach- und Festigungskuren sind auch wiederholt möglich, jedoch nur bis zum Ablauf von drei Jahren nach Abschluss der Primärbehandlung.

Wird die Krebserkrankung wegen eines Rezidivs oder Metastasen zu einem späteren Zeitpunkt wieder behandlungsbedürftig, besteht der Anspruch auf Nach- und Festigungskuren bzw. Anschlussheilbehandlungen erneut. Dies wird auch familienversicherten krebskranken Angehörigen, d.h. Ehepartnern von Versicherten sowie Rentenempfängern, bewilligt. Medizinische Voraussetzung bei der Anschlussheilbehandlung ist, dass der Patient bereits früh mobilisiert, bei Nach- und Festigungskuren nicht mehr bettlägerig und pflegebedürftig ist.

Wie kann ich ins Berufsleben wiedereingegliedert werden?

Um Patienten nach einer schweren Erkrankung den Wiedereinstieg in die Arbeitswelt zu erleichtern, gibt es die Möglichkeit der stufenweisen Wiedereingliederung. Mit dem Arbeitgeber wird zunächst für einen befristeten Zeitraum von einigen Wochen oder Monaten eine reduzierte Arbeitszeit vereinbart. Danach steigert sich die Arbeitszeit allmählich bis zur vollen beruflichen Wiedereingliederung. In der Zeit der stufenweisen Wiedereingliederung bleibt der Versicherte weiterhin arbeitsunfähig krankgeschrieben, der Wiedereingliederungszeit werden die 78 Wochen Krankengeldanspruch angerechnet. Die Krankenkasse zahlt weiterhin Krankengeld. Das zusätzlich erzielte Arbeitsentgelt wird darauf angerechnet. Wird die volle Wiedereingliederung jedoch innerhalb der vereinbarten Zeit nicht erreicht, ist ein Antrag auf Rente zu stellen.

Was ist Berufs- und Erwerbsunfähigkeit?

Berufsunfähig ist ein Patient, wenn er aufgrund gesundheitlicher Leistungseinschränkungen in seinem erlernten oder einem ähnlichen Beruf nur noch weniger als die Hälfte eines vergleichbaren gesunden Versicherten an Arbeitseinkommen erzielen kann.

Erwerbsunfähig ist ein Patient, dessen berufliche Leistungsfähigkeit aufgrund gesundheitlicher Beeinträchtigungen so weit abgesunken ist, dass er nicht oder nicht mehr als im geringfügigen Umfang eine regelmäßige Erwerbstätigkeit ausüben kann. Inwieweit die Leistungsfähigkeit des Versicherten durch die Erkrankung eingeschränkt ist, wird durch eine medizinische Begutachtung festgestellt.

Ein Richtmaß, ob eine Berufsunfähigkeit oder Erwerbsunfähigkeit vorliegt, ist auch die aktuelle Situation und Vermittelbarkeit des Versicherten auf dem allgemeinen Arbeitsmarkt.

Wann erhalte ich Erwerbs- und Berufsunfähigkeitsrente?

Die Gewährung der Erwerbsminderungsrente hängt von der Minderung der Erwerbsfähigkeit durch die Erkrankung, mögliche Therapiefolgen sowie von der Prognose ab.

▸ Volle Erwerbsminderungsrente wird bei einem Restleistungsvermögen von unter drei Stunden täglich gezahlt.

▸ Halbe Erwerbsminderungsrente wird bei einem Restleitungsvermögen auf dem allgemeinen Arbeitsmarkt von drei bis unter sechs Stunden täglich gezahlt.

▸ Wer länger als sechs Stunden täglich erwerbstätig sein kann, erhält keine Erwerbsminderungsrente.

Anspruch auf Berufsunfähigkeitsrente haben alle Versicherten, die am 1.1.2001 das 40. Lebensjahr vollendet hatten. Die Voraussetzung für Anwartschaftszeiten (Berufsjahre etc.) müssen jedoch erfüllt sein.

Gibt es Rente auf Zeit?

Rente auf Zeit wird dann gewährt, wenn die Aussicht besteht, dass die Erwerbsminderung des Betroffenen in absehbarer Zeit behoben ist. Diese Rente auf Zeit kann wiederholt gewährt werden. Die Befristung wird im Rentenbescheid festgesetzt.

Vor der Entscheidung über den Rentenantrag kann ein Rentenversicherungsträger den Versicherten auffordern, Leistungen zur Rehabilitation zu beantragen, wenn dadurch die Erwerbsfähigkeit gebessert oder wiederhergestellt werden kann. Es gilt also: Reha vor Rente.

Unterschiedliche Pflegestufen und Leistungen

Als pflegebedürftig gelten laut Gesetz Personen, »die wegen einer körperlichen, geistigen oder seelischen Krankheit oder Behinderung für die gewöhnlichen und regelmäßig wiederkehrenden Verrichtungen im Ablauf des täglichen Lebens auf Dauer, voraussichtlich für mindestens sechs Monate, in erheblichem oder höherem Maße der Hilfe benötigen« (SGB XI).

Die pflegebedürftigen Patienten werden durch den medizinischen Dienst der Krankenversicherung entsprechend der Häufigkeit ihres Hilfebedarfs in drei Pflegestufen und Härtefallregelung eingeteilt. Beantragt wird dies über die Krankenkasse oder über das Krankenhaus. Die Leistungen sind den Pflegestufen entsprechend gestaffelt. Sie können entweder als Pflegesachleistung durch Pflegekräfte der ambulanten Pflegedienste in Form von Grundpflege und/oder hauswirtschaftlicher Versorgung erbracht werden. Der monatliche Höchstbetrag ist in Abhängigkeit von der Pflegestufe zu sehen (Stufe I 384 Euro, Stufe II 921 Euro, Stufe III 1432 Euro, Stufe III/Härtefälle 1918 Euro monatlich).

Eine weitere Möglichkeit ist das Pflegegeld; dies wird nicht erwerbstätigen Pflegepersonen bezahlt, beispielsweise Angehörigen (Stufe I 205 Euro, Stufe II 410 Euro, Stufe III 665 Euro monatlich).

Es ist aber auch eine kombinierte Leistung möglich: Wenn der monatliche Höchstbetrag nur teilweise für Pflegesachleistungen in Anspruch genommen wird und eine nicht erwerbsmäßig tätige Person pflegt, wird ein Restbetrag ausbezahlt (Beispiel für Stufe I: In einem Monat werden Pflegesachleistungen in Höhe von 268,80 Euro beansprucht – 70 % des monatlichen Höchstbetrags –, d.h. 30 % werden anteilig an Pflegegeld ausbezahlt: 30 % aus 205 Euro = 61,50 Euro).

Was noch zu beachten ist

▸ Wird ein Pflegebedürftiger bereits zwölf Monate gepflegt, besteht die Möglichkeit einer Verhinderungspflege etwa bei Urlaub, Krankheit oder sonstigen Verhinderungen der Pflegeperson.
▸ Kann die häusliche Pflege vorübergehend nicht durchgeführt werden, besteht ein Anspruch auf Kurzzeitpflege. Im Kalenderjahr stehen 1432 Euro für längstens vier Wochen zur Verfügung.

Die Pflegestufen

▸ **Pflegestufe I** Erheblich pflegebedürftige Personen, die mindestens einmal täglich bei wenigstens zwei Verrichtungen aus den Bereichen Körperpflege, Ernährung und Mobilität der Hilfe bedürfen und zusätzlich mehrmals pro Woche Hilfe bei der hauswirtschaftlichen Versorgung benötigen.

▸ **Pflegestufe II** Schwer pflegebedürftige Personen, die mindestens dreimal täglich zu verschiedenen Zeiten der Hilfe bedürfen und zusätzlich mehrmals pro Woche Hilfe bei der hauswirtschaftlichen Versorgung benötigen.

▸ **Pflegestufe III** Schwerst pflegebedürftige Personen, die rund um die Uhr der Hilfe bedürfen und zusätzlich mehrmals pro Woche Hilfe bei der hauswirtschaftlichen Versorgung benötigen.

▸ **Pflegestufe III/Härtefälle** Schwerst pflegebedürftige Personen, die auch nachts Grundpflege von mehreren Pflegekräften gemeinsam und zeitgleich benötigen oder mindestens sieben Stunden Grundpflege, davon zwei Stunden in der Nacht.

▶ Pflegesachleistungen werden durch entsprechende Versorgung mit Pflegehilfsmitteln, z. B. Pflegebett, Hausnotruf, Toilettenstuhl, ergänzt.
▶ Die Pflegekasse übernimmt unter bestimmten Voraussetzungen für nicht erwerbsmäßig tätige Pflegepersonen die Beiträge zur gesetzlichen Rentenversicherung. Über Voraussetzung und Höhe dieser Leistung berät die Krankenkasse des Pflegebedürftigen. Sollte dennoch eine vollstationäre Pflege erforderlich sein, wird die Pflegeheimunterbringung bis zu folgenden Beträgen bezuschusst: Stufe I 1023 Euro, Stufe II 1279 Euro, Stufe III 1432 Euro, Stufe III/Härtefall 1688 Euro.

Wann ist ein Antrag nach dem Schwerbehindertengesetz sinnvoll?

Jeder Tumorkranke kann einen Schwerbehindertenausweis beantragen. Die Feststellung des Grads der Behinderung und Anerkennung als Schwerbehinderter erfolgt durch den ärztlichen Dienst des Versorgungsamts. Ausgedrückt wird die Schwere der Einschränkung im »Grad der Behinderung«, und zwar in Zehnergraden (10 bis 100). Bei Krebserkrankungen wird die Schwerbehinderteneigenschaft mit dem Grad der Behinderung von 50 meist anerkannt. Zusätzlich werden Organ- und Gliedmaßenschäden berücksichtigt und führen im Einzelfall zu einer Erhöhung, bis zu 100 Grad der Behinderung. Verschlechtert sich das Ausmaß der Behinderung, kann ein neuer Antrag gestellt werden. Die wichtigsten GdB-abhängigen Nachteilsausgleiche sind:
▶ Steuerliche Vergünstigung, die nach dem Grad der Behinderung gestaffelte pauschalierte steuerliche Freibeträge beinhaltet
▶ Besonderer Kündigungsschutz am Arbeitsplatz
▶ Zusatzurlaub, der je nach Beschäftigungsumfang fünf übertarifliche Urlaubstage pro Kalenderjahr umfasst
▶ Freibetrag beim Wohngeld
▶ Eintrittsermäßigung bei Veranstaltungen
▶ Bevorzugte Einstellung, Beschäftigung (bei größeren Betrieben)

- Begleitende Hilfe im Arbeitsleben, Freistellung von Mehrarbeit
- Abzugsbetrag bei Beschäftigung einer Haushaltshilfe
- Vorgezogene Pensionierung bei Beamten mit 60 Jahren, Altersrente 60 bis 63 Jahre
- Abzug eines Freibetrags bei der Einkommensermittlung im Rahmen der sozialen Wohnraumförderung
- Befreiung von der Wehrpflicht
- Beitragsermäßigung bei Automobilclubs
- Preisermäßigung bei der Lufthansa/Deutschen Bahn

Wichtige Abkürzungen im Schwerbehindertenausweis

Bei bestimmten gesundheitlichen Einschränkungen bzw. ab einer bestimmten Höhe des Grads der Behinderung können für den Erhalt von weiteren Nachteilausgleichen folgende Zeichen im **Schwerbehindertenausweis** eingetragen sein:

G	Gehbehindert	aG	außergewöhnlich Gehbehindert
H	Hilflos	Bl	Blind
B	Ständige Begleitung erforderlich	RF	Rundfunk- & Fernsehgebührenbefreiung
		Gl	Gehörlos

Die wichtigsten Merkzeichen **abhängiger Rechte**

G, aG, H, Bl	Unentgeltliche Beförderung im öffentlichen Nahverkehr
B	Unentgeltliche Beförderung der Begleitperson im öffentlichen Nah- und Fernverkehr
aG, Bl, H	Kraftfahrzeugsteuerbefreiung
G	Mehrbedarfserhöhung nach BSHG von 20 v. Hd.
aG, Bl	Parkerleichterung, Parkplatzreservierung
RF, Bl	Befreiung von der Rundfunkgebührenpflicht
Bl	Gewährung von Blindengeld
Bl	Portofreie Beförderung von Blindensendungen
RF, Bl	Telefon-/ISDN-Sozialtarif

Härtefonds der Deutschen Krebshilfe

Die Deutsche Krebshilfe unterhält einen so genannten Härtefonds, der Krebspatienten und deren Angehörigen, die unverschuldet in finanzielle Not geraten sind, kurzfristig und unmittelbar hilft. Die Zuwendungen sind an Familieneinkommensgrenzen gebunden, um sicherzustellen, dass die Gelder nur denjenigen zugute kommen, die diese auch dringend benötigen.

Um diesen Härtefonds in Anspruch nehmen zu können, müssen also bestimmte Voraussetzungen erfüllt sein und ein Antragsformular von der Deutschen Krebshilfe ausgefüllt werden.

Patientenrechte – wozu brauchen wir sie?

Krebs ist eine Volkskrankheit. Jährlich erkranken in Deutschland etwa 400 000 Menschen neu an Krebs. Ca. 210 000 Menschen sterben jährlich an dieser Krankheit. Jeder Mensch ist – direkt oder indirekt – in seiner Familie oder im Bekanntenkreis von Krebs betroffen. Eine Krebsdiagnose wirkt sich häufig tiefgreifend auf das Leben eines Patienten aus. Den Rechten von Patienten und Betroffenen kommt dabei eine zunehmende Bedeutung zu.

Patientenrechte gelten durch Vereinbarung oder Gesetz. Sie gewinnen ihren Wert durch Einbeziehung und Beteiligung. Starke Patientenrechte sind ein wichtiger Beitrag zu einer vertrauensvollen Arzt-Patienten-Beziehung und dienen einem bestmöglichen Behandlungserfolg. Nur ein möglichst umfassend informierter und aufgeklärter Patient kann sich aktiv am Therapieprozess beteiligen und so Mitverantwortung bei der Behandlung übernehmen.

Die Patientenrechte erstrecken sich auf ein breites Spektrum medizinischer Maßnahmen. Sie betreffen den Bereich der Früherkennung, Diagnostik und Therapie. Die Beziehungen zwischen einem aufgeklärten

> Der Arzt ist nicht mehr Anwalt seiner Patienten, sondern Partner in einem gleichgewichtigen, vertrauensvollen Prozess. Patientenrechte sind Bürgerrechte!

und informierten Patienten zu den Ärzten und medizinischen Fachkräften müssen im Zeichen des gegenseitigen Respekts und des uneingeschränkten Vertrauens stehen.

Behandlung

Der Patient hat grundsätzlich das Recht, Arzt und Krankenhaus frei zu wählen und zu wechseln. Ebenfalls hat er das Recht auf eine zweite Meinung. In der Krebsmedizin sollte diese Option sorgfältig wahrgenommen werden. Die Patientenakte ist dem mitbehandelnden Arzt zur Verfügung zu stellen.

Patienten haben ein Anrecht auf Beratung und Gespräch sowie grundsätzlich ein Recht auf eine vollständige Information über Diagnostik, Therapie und Versorgung sowie die Prognose. Generell dürfen angemessene Informationen angefordert und eingesehen werden. Es besteht daher auch ein Anspruch auf den Zugang und Einblick in die eigene Patientenakte.

Die Qualität des Arzt-Patienten-Verhältnisses wird auch dadurch ausgezeichnet, dass sich Patienten beschweren dürfen und eine Stellungnahme auf ihre Beschwerden erhalten müssen.

Mit Blick darauf, ein bestmögliches Verständnis und ein gutes Vertrauensverhältnis zwischen dem Patienten und dem Personal zu erreichen, ist der Zugang zu Informationen sowohl für den Patienten als auch für dessen Familienangehörige aktiv zu fördern. Dabei sollen dem Patienten verschiedene Informationsquellen bereitgestellt werden, wie etwa Telefonbücher, Verzeichnisse von Krankenhäusern, Alten- und Pflegeheimen, Kodizes mit Standards und Richtlinien zur Behandlung, Selbsthilfegruppen und weitere wichtige Institutionen u. Ä.

Der Patient hat einen Anspruch darauf, dass seine medizinischen Unterlagen vertraulich behandelt werden. Die ärztliche Schweigepflicht besteht auch gegenüber anderen Ärzten, die nicht in die Behandlung mit einbezogen sind.

Qualität

Über das bisher Erreichte hinaus müssen die Information, die Qualität der Leistungen gesundheitlicher Versorgung, die Beteiligung an Entscheidungen im Gesundheitssystem sowie die allgemeine Rechtssituation fortlaufend verbessert werden. Der Patient hat Anspruch auf eine qualifizierte Behandlung nach den anerkannten Regeln der ärztlichen Kunst. Kann dies in einer Klinik nicht realisiert werden, ist der Patient in eine Einrichtung zu überweisen, in der eine solche Behandlung möglich ist. Leistungen, die über das medizinisch Notwendige hinausgehen und zu denen die gesetzlichen Krankenkassen nicht verpflichtet sind, hat der Patient finanziell privat zu tragen.

Einwilligung

Über Art und Umfang einer Behandlung kann der Patient selbst bestimmen. Dazu zählt insbesondere, ob er behandelt werden möchte oder nicht. Der Patient kann eine medizinische Maßnahme ablehnen; auch dann, wenn sie medizinisch geboten ist. Eine wirksame Einwilligung des Patienten ist zwingende Voraussetzung einer ärztlichen Behandlung. Eine Einwilligung setzt eine vorangehende Aufklärung voraus. Die Pflicht zur Aufklärung obliegt in der Regel dem behandelnden Arzt. Nichtärztliches Personal darf keine ärztlichen Aufklärungsaufgaben übernehmen.

Information und Kommunikation

Durch eine psychologische Unterstützung soll das psychische Leiden von Kranken und deren Angehörigen während der gesamten Dauer der Erkrankung und Nachsorge gemindert werden. Dem Patienten muss die Möglichkeit zur psychologischen/psychoonkologischen Betreuung und Beratung in sämtlichen Krankheitsstadien offen stehen. Die Kommunikation über die Krankheit und die Folgen der Krankheit ist entscheidend für die Lebensqualität eines krebskranken Menschen. Oft wird die Kommunikation in der Behandlung vernachlässigt. »Medizin ist vor allem eine sprechende Kunst«, formulierte es Prof. Linus Geisler. Diese Erkenntnis muss in der Praxis sehr viel mehr beachtet werden.

Patienten haben ein Recht, in einem persönlichen Gespräch von ihrem Arzt vor der Behandlung verständlich, sachkundig und angemessen aufgeklärt zu werden. Dies umfasst u. a.:
- Die Diagnostik
- Den Nutzen und die Risiken diagnostischer Maßnahmen
- Den Nutzen und die Risiken der Behandlung sowie der zur Anwendung kommenden Arzneimittel und Medizinprodukte
- Die Chancen der Behandlung im Vergleich zum Krankheitsverlauf ohne Behandlung
- Die Behandlung der Erkrankung und ihre Alternativen (auch so genannter unkonventioneller Verfahren)
- Den Nutzen und die Risiken der Behandlung
- Eine mögliche erforderliche Nachbehandlung

Psychoonkologie

Eine fachliche psychoonkologische Unterstützung und Begleitung dient dazu, die Lebensqualität wiederherzustellen, zu fördern und zu optimieren. Es gibt verschiedene Ansätze, das Arzt-Patienten-Verhältnis zu verbessern. Dr. Monika Keller von der psychosozialen Nachsorgeeinrichtung der Universität Heidelberg hat entscheidende Fragen zum Vertrauensverhältnis zwischen Arzt und Patient formuliert:
»Wie kann ich dazu beitragen, dass sich mein Arzt genug Zeit für mich nimmt, mir zuhört, meine Sorge und Zweifel versteht, mir meine Krankheit und die Behandlung erklärt und mir dabei hilft, eigene Entscheidungen zu treffen?« Sie weist auch darauf hin, dass manche Patienten

mit der fragwürdigen Freiheit, eigene Therapieentscheidungen zu treffen, auch überfordert und von ihren Ärzten allein gelassen werden können. Diese Entwicklung ist eine negative Kehrseite bei der Frage nach einer besseren Patientenkompetenz. Patienten müssen und dürfen sich fragen, ob mehr Verantwortung immer ein Gewinn ist.

Patientenkompetenz und Mitverantwortung

Alle Akteure im Behandlungsprozess sollten sich dafür einsetzen, die Patientenkompetenz zu stärken. Diese wird definiert als Fähigkeit, Anforderungen und (emotionale) Belastungen zu bewältigen, die aufgrund der Krankheit und ihrer Behandlung entstehen, dabei persönliche Bedürfnisse und Ziele zu berücksichtigen sowie Ressourcen zu erschließen und zu nutzen, die durch das persönliche Umfeld und das Versorgungssystem bereitgestellt werden.

Die Qualität der Leistungen und der Behandlung sollte auf einem hohen Niveau zu leistungsgerechten Preisen gewährleistet werden.

Zu den Patientenrechten zählt auch der Anspruch, dem Patienten und seiner Familie eine zusätzlich zur Krankheit entstehende soziale und materielle Last zu ersparen. Hier besteht ein Recht auf eine Beratung bezüglich der verfügbaren finanziellen Hilfsmöglichkeiten und eine Unterstützung während des gesamten Krankheitsverlaufs. Dazu zählt auch ein besonderer Schutz zur Erleichterung der Rückkehr ins Berufsleben.

Palliativmedizin

Die Palliativbehandlung und -versorgung und der Zugang dazu sind im Hinblick darauf zu fördern und zu erleichtern, Probleme abzubauen und sich im Lebensendstadium befindlichen Patienten und deren Angehörigen bestmöglich beizustehen.

Bei der Behandlung Sterbender hat der Arzt das Selbstbestimmungsrecht und die menschliche Würde des Patienten in den Mittelpunkt seines Tuns zu stellen. Sterbende Menschen haben das Recht auf eine angemessene Behandlung, besonders auf eine schmerzlindernde Therapie. Jeder Patient, der entscheidungsfähig und über seine Situation aufgeklärt ist, hat das Recht, den Abbruch der Behandlung oder weiterer Therapiemaßnahmen zu verlangen.

Dabei beziehen sich die Patientenrechte auf eine flexible und persönlich ausgelegte Lösung für jeden einzelnen Patienten, das Recht eines jeden Patienten, den Ort der Versorgung und den Zugang zu den Mitteln zur Kontrolle seiner Symptome sowie den Zugang zu einer qualitativ hochwertigen Palliativbehandlung frei zu wählen.

Die Fragen nach einer Sterbebegleitung am Ende eines Lebens ist in Deutschland gegenwärtig Gegenstand einer breiten ethisch-juristisch-politischen Debatte. Hier verweisen wir auf die derzeit geltenden Rechtsvorschriften.

Patientenverfügung und Betreuungsrecht

Die Bedeutung von Patientenverfügungen wächst beständig an. In einer Patientenverfügung können Sie – möglichst schriftlich – für den Fall Ihrer Entscheidungsunfähigkeit im Voraus festlegen, ob und wie Sie in bestimmten Situationen ärztlich behandelt werden möchten. Es kann weiterhin sinnvoll sein, in einer Patientenverfügung zusätzlich auch persönliche Wertvorstellungen, Einstellungen zum eigenen Leben und Sterben und religiöse Anschauungen festzuhalten. Für den Fall, dass ein Patient nicht mehr entscheidungsfähig ist, kann er durch eine Patientenverfügung auf lebenserhaltende und lebensverlängernde Maßnahmen verzichten.

Neben einer Patientenverfügung sollte eine Vorsorgevollmacht verfasst werden, um die Wahrnehmung von Rechtsgeschäften und materiellen Angelegenheiten zu regeln. Menschen, die wegen einer körperlichen, geistigen oder seelischen Behinderung ihre Angelegenheit ganz oder teilweise nicht mehr selbst regeln können, sind auf das Betreuungsrecht angewiesen. An dieser Stelle kann nur auf diesen Punkt verwiesen und empfohlen werden, weitere Institutionen bei konkreten Fragen zu kontaktieren. Wir empfehlen Ihnen auf jeden Fall, sich vor dem Verfassen einer Patientenverfügung ausführlich juristisch zu informieren und beraten zu lassen.

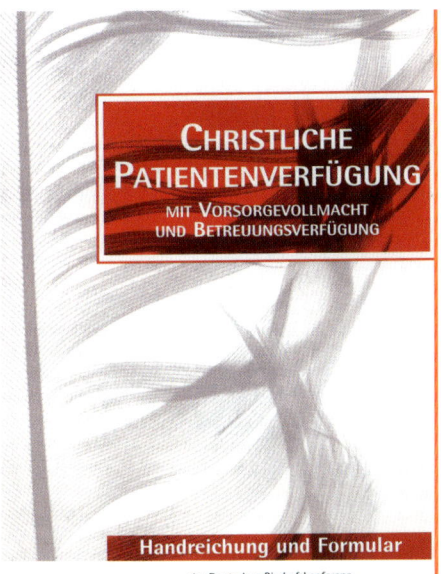

Mittlerweile gibt es von zahlreichen Institutionen vorgefertigte Patientenverfügungen.

Behandlungsfehler

Fehler geschehen in der Medizin ebenso wie in anderen Bereichen. Wir empfehlen Patienten, vor einer Beschwerde oder weitergehenden rechtlichen Schritten das Gespräch mit den Behandlern zu suchen, Einsicht in die Behandlungsdokumentation zu nehmen und sich Kopien der Patientenakte anzufertigen.

Bei Beschwerden wenden Sie sich am besten an die zuständigen Landesärztekammern bzw. an die Patientenbeschwerde- und Beratungsstellen.

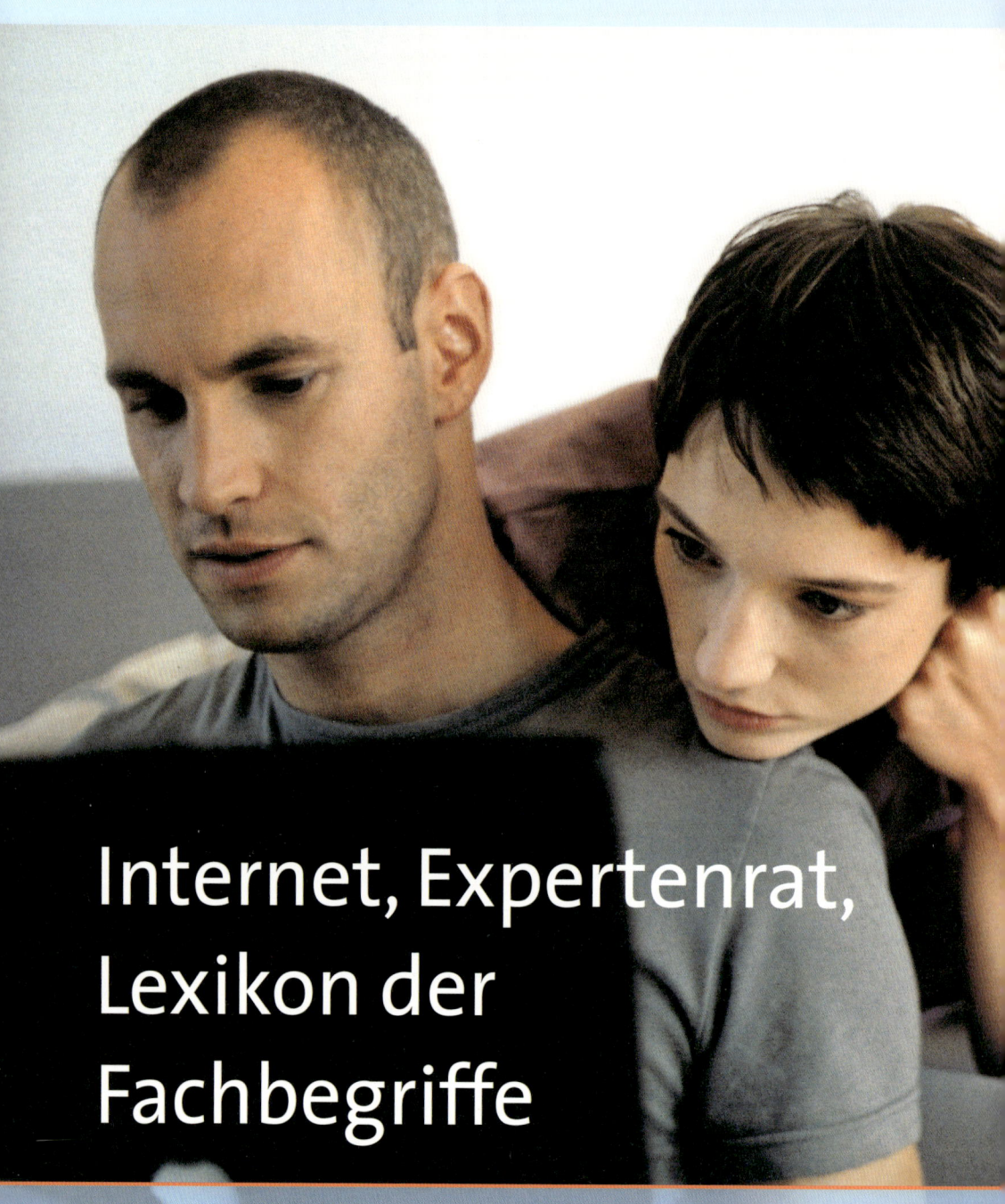

Internet, Expertenrat, Lexikon der Fachbegriffe

Weiterführende Informationen für Krebspatienten und Angehörige

Das Internet optimal nutzen

Wünschenswert wäre es, wenn durch das Internet das Wissen, die Kompetenz und das Vertrauen der Patienten zunehmen würden. Das Problem ist jedoch, dass viele Patienten mit Informationen ganz unterschiedlicher Internetqualität zum Arzt kommen, da neben wissenschaftlichen und seriösen Beiträgen unsachliche, ja falsche Daten ins Internet gestellt werden. Diese verunsichern Patienten häufig. Deshalb wäre es von Vorteil, wenn ein Internetgütesiegel die Qualität der gebotenen Informationen garantieren könnte.

Ein weiteres Problem besteht dann, dass die Autoren im Internet häufig nicht zu erkennen geben, für welche Institution oder in wessen Auftrag sie schreiben. Von Nutzen ist das Internet für den Arzt, um über Krankheitsbilder, Therapieempfehlungen, neueste Literatur, Studien und Kongresse informiert zu werden. Auch für den Patienten kann das Internet von großer Hilfe sein, vorausgesetzt, er kann in der unübersehbaren Vielfalt medizinischer Information gute von schlechter Qualität unterscheiden.

In den USA informieren sich inzwischen etwa 30 % der Patienten im Internet über ihre Erkrankung. Besonders beliebt sind vor allem Websites, die über Studien, Psychoonkologie, Coping (Verarbeitung) und aktuelle Forschungsergebnisse informieren. Hervorzuheben ist der Krebsinformationsdienst (KID) des Deutschen Krebsforschungszentrums in Heidelberg. Das Onlineangebot bietet neben Informationen zu einzelnen Krankheitsbildern ausführlich Aufsätze zur Schmerzbehandlung oder Ernährungstherapie. Daneben können von vielen Anbietern fundierte Informationen abgerufen werden, wie von der Deutschen Krebshilfe oder der Burdastiftung u. a., die sich ausführlich und kompetent mit Darmkrebs beschäftigt haben. Außerdem können über die Tumorzentren und die Ländergesellschaften der Deutschen Krebsgesellschaft Informationen von hoher Qualität zu Darmkrebs abgerufen werden. Vom Ärztlichen Zentrum Qualität in der Medizin wird die

Website Patienteninformation.de unterhalten, die patientenorientierte www-Seiten verzeichnet. Der Vorteil dieser Linkliste ist, dass für jede Website eine Bewertung nach inhaltlichen und formellen Kriterien verzeichnet wird. Eine gute, von Laien unterhaltene Website ist das Informationsnetz für Krebspatienten und Angehörige (INKA). Patienten, die Kontakt mit Selbsthilfegruppen aufnehmen wollen, können dies z.B. über nationale Kontakt- und Informationsstellen zur Anregung und Unterstützung von Selbsthilfegruppen (NAKOS) tun.

Empfehlenswerte Internetadressen

Die Autoren dieses Kursbuches weisen darauf hin, dass für die Inhalte der empfohlenen Internetadressen die einzelnen Webseitenanbieter verantwortlich sind. Auch beabsichtigen wir mit diesen Adressen keine Werbung für einzelne Interessengruppen zu machen.
Darüber hinaus soll darauf hingewiesen werden, dass die Reihenfolge der Internetadressen keine Wertung darstellt und dass kein Anspruch auf Vollständigkeit erhoben wird. Die Auswahl erfolgt allein aufgrund der Qualität und Seriosität der Webadressen.

Allgemeine Informationen
www.bayerische-krebsgesellschaft.de
www.bmgesundheit.de
www.cancer.gov/cancerinfo
www.cancer.org
www.colorectal-cancer.net
www.darmkrebs.de
www.deutsche-krebsgesellschaft.de
www.dgvs.de

www.eortc.be
www.felix-burda-stiftung.de
www.gastro-liga.de
www.inkanet.de
www.kolo-proktologie.de
www.krebshilfe.de
www.krebsinformation.de
www.krebs-webweiser.de
www.lebensblicke.de
www.med.uni-bonn.de/cancernet/deutsch
www.med.uni-muenchen.de/TZMuenchen
www.nakos.de
www.netzwerk-gegen-darmkrebs.de
www.onkologie.de
www.patienten-information.de
www.UICC.org

Alternative und komplementäre Krebstherapie

www.tumorbio.uni-freiburg.de
www.arbeitsgruppe-biologische-krebstherapie.de
www.carstens-stiftung.de
www.agbkt.de

Epidemiologie

Robert-Koch-Institut: Krebsepidemiologie
www.rki.de

Ernährung

www.dgrs.de

Früherkennung

www.dp-netzwerk.de

Rechte

Bundesministerium für Gesundheit und Soziale Sicherung (BMGS): *Patientenrechte in Deutschland. Leitfaden für Patienten und Angehörige.* Berlin 2003
www.bmgs.de
www.bmj.de

Bundesministerium der Justiz: *Patientenverfügung. Wie bestimme ich, was medizinisch unternommen werden soll, wenn ich entscheidungsunfähig bin?* Berlin, 2. Auflage 2005
www.bmj.de

Bundesministerium der Justiz: *Betreuungsrecht.* Berlin, 15. überarbeitete Auflage, Juni 2005
www.bmj.de

European Cancer Leagues: *Europäische Empfehlungen über die Rechte von Krebspatienten*
www.europeancancerleagues.org

Stomaträger
www.ilco.de

Studien
www.studien.de
www.clinicaltrials.gov
www.eortc.be
www.aio-portal.de

Zentren für familiären Darmkrebs
www.hnpcc.de

Experten geben Antwort

Dr. Beck, Dipl.-Psychologe, Dt. Krebsgesellschaft e.V., Frankfurt/Main, Mitglied in der Arbeitsgruppe »Patientenrechte« der European Cancer Leagues (ECL) (Beck@krebsgesellschaft.de)

CA Dr. Allgäuer, Strahlentherapie, Krankenhaus Barmherzige Brüder, Regensburg (strahlentherapie@barmherzige-regensburg.de)

Prof. Dr. Dobroschke, Chirurgie I, Krankenhaus Barmherzige Brüder, Regensburg (chirurgie1@barmherzige-regensburg.de)

OA Dr. Hanshans, Schmerztherapie, Krankenhaus Barmherzige Brüder, Regensburg (klaus.hanshans@barmherzige-regensburg.de)

Prof. Dr. Hofstädter, Pathologisches Institut, Universitätsklinikum Regensburg (ferdinand.hofstaedter@klinik.uni-regensburg.de)

Prof. Dr. Kreuser, Klinik für internistische Onkologie und Hämatologie, Krankenhaus Barmherzige Brüder, Regensburg (ernst-dietrich.kreuser@barmherzige-regensburg.de)

PD Dr. Kullmann, Klinik und Poliklinik für innere Medizin I, Universitätsklinikum Regensburg (frank.kullmann@klinik.uni-regensburg.de)

Frau Scheimer, Leiterin des Sozialdienstes, Krankenhaus Barmherzige Brüder, Regensburg (marianne.scheimer@barmherzige-regensburg.de)

Prof. Dr. H. J. Schlitt, Direktor der Klinik und Poliklinik für Chirurgie, Universitätsklinikum, Regensburg (hans.schlitt@klinik.uni-regensburg.de)

OA Dr. Schorr, medizinische Klinik II, Krankenhaus Barmherzige Brüder, Regensburg (medklinik2@barmherzige-regensburg.de)

Tumorzentren

Arbeitsgemeinschaft Deutscher Tumorzentren e.V.
Vorsitzender: Prof. Dr. F. Hofstädter
Tumorzentrum Regensburg e.V.
Franz-Josef-Strauss-Allee 11
93053 Regensburg
Tel.: 09 41/9 43-18 03, Fax: 09 41/9 43-18 02
zentrum.tumor@klinik.uni-regensburg.de
www.tumorzentrum-regensburg.de
www.tumorzentren.de

Tumorzentrum Regensburg e.V.
Vorsitzender: Prof. Dr. F. Hofstädter
Geschäftsführerin: Dr. M.Klinkhammer-Schalke
Josef-Engert-Str.9
93053 Regensburg
Tel.: 09 41/9 43-18 03, Fax: 09 41/9 43-18 02
zentrum.tumor@klinik.uni-regensburg.de
www.tumorzentrum-regensburg.de

Tumorzentrum Dresden e.V.
Universitätsklinikum Dresden
Fetscherstraße 74
01307 Dresden
Tel.: 03 51/31 77-3 02, Fax: 03 51/31 77-3 03
tzd@imib.med.tu-dresden.de
www.tumorzentrum-dresden.de

Tumorzentrum Universitätsklinikum Leipzig e.V.
Liebigstraße 27
04103 Leipzig
Tel.: 03 41/97-1 61 40/97-1 61 41
Fax: 03 41/97-16 14
hohs@medizin.uni-leipzig.de
www.uni-leipzig.de/~tuz

Tumorzentrum Halle e.V.
Martin-Luther-Universität Halle
Univ. Klinikum Ernst-Grube-Straße 40
06097 Halle
Tel.: 03 45/5 57-24 57, Fax: 03 45/5 57-24 57

Tumorzentrum@medizin.uni-halle.de
www1.medizin.uni-halle.de/tumorzentrum/index.html

Tumorzentrum Gera e.V.
Klinikum der Stadt Gera
Institut für Pathologie
Straße des Friedens 122
07548 Gera
Tel.: 03 65/8 28 89 48 , Fax: 03 65/8 28 89 49
Reinhard.Goetze@wkg.srh.de

Tumorzentrum Jena e.V.
Friedrich-Schiller-Universität
Ziegelmühlenweg 1
07743 Jena
Tel.: 0 36 41/9 33-1 20/9 33-1 14
Fax: 0 36 41/9 33-1 11
gisela.reinhold@med.uni-jena.de
www.med.uni-jena.de/tumor

Südwestsächsisches Tumorzentrum Zwickau e.V.
Karl-Keil-Straße 35
08060 Zwickau
Tel.: 03 75/56 99-1 00, Fax: 03 75/56 99-1 11
tuz@tumorzentrum.z.uunet.de
www.tumorzentrum-zwickau.de

Tumorzentrum Chemnitz e.V.
Im Krhs. Küchwald der Kliniken
Chemnitz GmbH
Bürgerstraße 2
09113 Chemnitz
Tel.: 03 71/3 33-4 27 09, Fax: 03 71/3 33-4 27 23
tumorzentrum@skc.de
www.tumorzentrum-chemnitz.de

Brandenburgisches Tumorzentrum - Onkologischer Schwerpunkt Cottbus e.V.
Thiemstr. 111
03046 Cottbus
Tel.: 03 55/46-20 46, Fax: 03 55/46-20 47
h.kurbjuhn@ctk.de
www.ctk.de/de/tumor/tumorseite1.htm

TUMORZENTREN

Tumorzentrum Berlin e.V.
Robert-Koch-Platz 7
10115 Berlin
Tel.: 0 30/28 53 89-0, Fax: 0 30/28 53 89-40
tumorzentrum@tzb.de
www.tzb.de

Tumorzentrum Land Brandenburg
Geschäftsstelle Onkologischer
Schwerpunkt Frankfurt (Oder)
am Klinikum Frankfurt (Oder)
Müllroser Chaussee 7
15236 Frankfurt (Oder)
Tel.: 03 35/5 48-20 26, Fax: 0 38 34/5 48-20 29
info@tumorzentrum-brandenburg.de
www.tumorzentrum-brandenburg.de

Tumorzentrum Greifswald e.V.
Klinikum der Ernst-Moritz-Arndt Universität
W.-Rathenau-Str. 48
17487 Greifswald
Tel.: 0 38 34/86-58 90/86-58 91
Fax: 0 38 34/86-58 97
tzentrum@uni-greifswald.de
www.medizin.uni-greifswald.de/tzentrum

Tumorzentrum Rostock
Klinik für Strahlentherapie
Südring 75
18059 Rostock
Tel.: 03 81/4 94 90 00, Fax: 03 81/4 94 90 06
rainer.fietkau@med.uni-rostock.de
www.uni-rostock.de/fakult/medfak/tumor-zentrum

Tumorzentrum Schwerin-Westmecklenburg
Klinikum Schwerin
Wismarsche Straße 397
19055 Schwerin
Tel.: 03 85/5 20-23 00, Fax: 03 85/5 20-23 18
tumorzentrum@schwerin.helios-kliniken.de
www.helios-kliniken.de/stellent/websites/
get_page.asp?nodeId=2314

Tumorzentrum Hamburg e.V.
Martinistraße 40
20251 Hamburg
Tel.: 040/4 60- 42 22, Fax: 0 40/4 60-42 32
info@tumorzentrumhh.de
www.tumorzentrumhh.de

Tumorzentrum Kiel
Christian-Albrechts-Universität
Niemannsweg 4
24105 Kiel
Tel.: 04 31/5 97-29 13, Fax: 04 31/5 97-19 45
tzk@tumorzentrum.uni-kiel.de
www.uni-kiel.de:8080/tzk/tzk.htm

Tumorzentrum Weser-Ems e.V.
Huntestraße 14
26135 Oldenburg
Tel.: 04 41/4 42 15, Fax: 04 41/2 29-16 45
info@tumorzentrum-weser-ems.de
www.tuz-weser-ems.de

Tumorzentrum Bremen e.V.
Institut für Pathologie des
Zentralkrankenhauses Bremen-Nord
Hammersbecker Str. 228
28755 Bremen
Tel.: 04 21/66 06-14 72, Fax: 04 21/66 06-15 94
bremerkrebsgesellschaft@t-online.de
www.tumorzentrum-bremen.de

Tumorzentrum Hannover
Medizinische Hochschule Hannover
Carl-Neuberg-Str. 1
30625 Hannover
Tel.: 05 11/5 32-50 60/5 32-30 20
Fax: 05 11/5 32-93 26
tumorzentrum@mh-hannover.de
www.tumorzentrum-hannover.de

Tumorzentrum Marburg
Klinikum der Philipps-Universität Marburg
Pilgrimstein 3
35037 Marburg
Tel.: 0 64 21/28-44 01, Fax: 0 64 21/28-45 58

Tumorzentrum Göttingen
Robert-Koch-Straße 40
37075 Göttingen
Tel.: 05 51/39-95 16/95 17, Fax: 0551/39-22 37
tumorzentrum@med.uni-goettingen.de
www.tumorzentrum.med.uni-goettingen.de

TZ Magdeburg/Sachsen-Anhalt e.V.
Med. Fakultät Otto-v. Guericke Universität
Leipziger Straße 44
39120 Magdeburg
Tel.: 03 91/6 71 32 66, Fax: 03 91/6 71 32 67
tumorzentrum@medizin.uni-magdeburg.de
www.med.uni-magdeburg.de/tzm/

Tumorzentrum Düsseldorf e.V.
Chirurgische Klinik der Heinrich Heine Universität
Moorenstraße 5
40225 Düsseldorf
Tel.: 02 11/8 11 77 20, Fax: 02 11/8 11 88 53
haem-onk.haas@med.uni-duesseldorf.de

Westdeutsches Tumorzentrum Essen e.V. (WTZE)
Innere Klinik und Poliklinik (Tumorforschung)
Hufelandstraße 55
45147 Essen
Tel.: 02 01/7 23-20 01
tumorklinik@uni-essen.de
www.uni-essen.de/tumorforschung

Tumorzentrum Münsterland e.V.
Universitätsklinikum Münster
Ebene 05/West, Zi. 831a
Albert-Schweitzer-Straße 33
48129 Münster
Tel.: 02 51/83-4 85 67, Fax: 02 51/83-4 82 67
tumorzentrum@uni-muenster.de
medweb.uni-muenster.de/institute/tumorz

Tumorzentrum Köln
Klinikum der Universität zu Köln
Kerpener Straße 62
50931 Köln
Tel.: 02 21/4 78-8 76 60, Fax: 02 21/4 78-67 33
cio@uk-koeln.de
www.cio-koeln.de

Tumorzentrum Aachen e.V.
Wendlingweg 2
52074 Aachen
Tel.: 02 41/8 08 97 28 oder 02 41/8 08 98 99
Fax: 02 41/8 08 25 62
leitstelle@tuzac.de
www.tuzac.de

Tumorzentrum Bonn e.V.
Klinik für Dermatologie
Medizinische Universitätsklinik
Sigmund-Freud-Straße 25
53105 Bonn Venusberg
Tel.: 02 28/29 91 61, Fax: 02 28/9 28 88 27
www.tumorzentrum-bonn.de

Tumorzentrum Rheinland-Pfalz e.V.
Geschäftsstelle
Am Pulverturm 13
55101 Mainz
Tel.: 0 61 31/17-30 01, Fax: 0 61 31/17-66 07
lenz@mail.uni-mainz.de
mz98.imsd.uni-mainz.de/TUZ

Tumorzentrum Rhein-Main e.V.
Universitätskinderklinik
Theodor-Stern-Kai 7
60596 Frankfurt (Main)
Tel.: 0 69/63 01-53 38, Fax: 0 69/63 01-73 73
tuz@em.uni-frankfurt.de
www.klinik.uni-frankfurt.de/Tumorzentrum

Onkologischer Schwerpunkt HSK, Wiesbaden
Dr.-Horst-Schmidt-Kliniken GmbH
Ludwig-Erhard-Str. 100
65119 Wiesbaden

Tel./Fax: 06 11/43-33 33
klaus.krehle@hsk-wiesbaden.de
www.hsk-wiesbaden.de/osp_start.htm

Tumorzentrum Homburg/Saar e.V.
Saarländisches Tumorzentrum am
Universitätsklinikum des Saarlandes e.V.
Gebäude 52
66421 Homburg
Tel.: 0 68 41/16-2 74 31/16-2 74 33
Fax: 0 68 41/16-2 74 96
tumorzentrum@uniklinik-saarland.de
www.uniklinik-saarland.de/tumorzentrum

Tumorzentrum Heidelberg/Mannheim
Koordinations- und Geschäftsstelle
Im Neuenheimer Feld 105/110
69120 Heidelberg
Tel.: 0 62 21/56 65 57/56 65 58
Fax: 0 62 21/56 50 94
tzhdma@med.uni-heidelberg.de
www.tumorzentrum-hdma.de

Onkologischer Schwerpunkt Stuttgart
Diakonissen-Krankenhaus
Rosenbergstr. 38
70176 Stuttgart
Tel.: 07 11/9 91-35 11, Fax: 07 11/9 91-10 90
info@osp-stuttgart.de
www.osp-stuttgart.de

Südwestdeutsches Tumorzentrum Tübingen
Comprehensive Cancer Center Tübingen
Universitätsklinikum
Herrenberger Straße 23
72070 Tübingen
Tel.: 0 70 71/29-8 52 35/29-8 52 36
Fax: 0 70 71/29-52 25
tumorzentrum@med.uni-tuebingen.de
www.medizin.uni-tuebingen.de/itz/index.html

Tumorzentrum Freiburg
Klinikum der Universität
Hugstetter Straße 55
79106 Freiburg
Tel.: 07 61/2 70-33 02, Fax: 07 61/2 70-33 98
ulrike.gromer@uniklinik-freiburg.de
www.tumorzentrum-freiburg.de

Tumorzentrum München
Geschäftsstelle
Maistraße 11
80337 München
Tel.: 0 89/51 60-22 38, Fax: 0 89/51 60-47 87
tzmuenchen@med.uni-muenchen.de
www.med.uni-muenchen.de/TZMuenchen

Tumorzentrum Augsburg
Stenglinstraße 2
86156 Augsburg
Tel.: 08 21/4 00-31 00, Fax: 08 21/4 00-33 81
info@tuz.zk.augsburg-med.de
www.tumorzentrum-augsburg.de

Tumorzentrum Ulm
Klinikum der Universität Ulm
Robert-Koch-Str. 8
89081 Ulm
Tel.: 07 31/5 02-33 33, Fax: 07 31/5 02-46 26
sekr.tzu@medizin.uni-ulm.de
www.uni-ulm.de/klinik/tzu

Tumorzentrum Weser-Ems e.V.
Ärztehaus, Huntestr.14
26135 Oldenburg
Tel.: 04 41/4 42 15
info@tumorzentrum-weser-ems.de
www.tumorzentrum-weser-ems.de

Tumorzentrum Erlangen-Nürnberg
Dr.med. Sabrina Petsch
Leiterin der Geschäftsstelle des Tumor-
zentrums Erlangen-Nürnberg
Carl-Thiersch-Str. 7
91052 Erlangen

Tel.: 0 91 31/85-3 92 90, Fax: 0 91 31/85-3 40 01
sabrina.petsch@tuz.imed.uni-erlangen.de
www.tumorzentrum.klinikum.uni-erlangen.de

Interdisziplinäres Tumorzentrum Würzburg
Sekretariat Medizinische Poliklinik
Klinikstraße 8
97070 Würzburg
Tel.: 09 31/20 17 02 20
register.tz@mail.uni-wuerzburg.de
www.tumorzentrum.uni-wuerzburg.de

Klinisches Krebsregister
Klinikum der Universität - Haus D5
Josef-Schneider-Str. 2
D-97080 Würzburg
Tel.: 09 31/20 13 58 60, Fax: 09 31/20 13 59 52
register.tz@mail.uni-wuerzburg.de
www.uni-wuerzburg.de/tumorregister/

Regionales Tumorzentrum Suhl e.V.
Albert-Schweitzer-Str.2
98527 Suhl
Tel.: 0 36 81/35 61 24, Fax: 0 36 81/35 59 21
wackes@tumorzentrum-suhl.de
www.tumorzentrum-suhl.de

Tumorzentrum Erfurt e.V.
Klinikum Erfurt
Postfach 595
99089 Erfurt
Tel.: 03 61/7 81 48 02, Fax: 03 61/7 81 48 03
tuz@tumorzentrum-erfurt.de
www.tumorzentrum-erfurt.de

Ländergesellschaften (LG) der Deutschen Krebsgesellschaft e.V.
(Stand 30. November 2005)

Krebsverband Baden-Württemberg e.V.
Adalbert-Stifter-Straße 105
70437 Stuttgart
Tel.: 07 11/84 81 07 70, Fax: 07 11/84 81 07 79
info@krebsverband-bw.de
www.krebsverband-baden-wuerttemberg.de

Bayerische Krebsgesellschaft e.V.
Nymphenburger Straße 21a
80335 München
Tel.: 0 89/5 48 84 00, Fax: 0 89/54 88 40 40
zimmermann@bayerische-krebsgesellschaft.de
pressestelle@bayerische-krebsgesellschaft.de
info@bayerische-krebsgesellschaft.de
www.bayerische-krebsgesellschaft.de

Berliner Krebsgesellschaft e.V.
Landesverband der Deutschen
Krebsgesellschaft
Robert-Koch-Platz 7
10115 Berlin
Tel.: 0 30/2 83 24 00, Fax: 0 30/2 82 41 36
info@berliner-krebsgesellschaft.de
www.berliner-krebsgesellschaft.de

Brandenburgische Krebsgesellschaft e.V.
Charlottenstraße 57
14467 Potsdam
Tel.: 03 31/8 17 06 00 oder 86 48 06
Fax: 03 31/8 17 06 01
mail@krebsgesellschaft-brandenburg.de
www. krebsgesellschaft-brandenburg.de

Bremer Krebsgesellschaft e.V.
Landesverband der Deutschen
Krebsgesellschaft
Am Schwarzen Meer 101–105
28205 Bremen
Tel.: 04 21/4 91 92 22, Fax: 04 21/4 91 92 42
bremerkrebsgesellschaft@t-online.de
www.bremerkrebsgesellschaft.de

TUMORZENTREN

Hamburger Krebsgesellschaft e.V.
Martinistraße 40
20251 Hamburg
Tel.: 0 40/4 60 42 22, Fax: 0 40/4 60 42 32
info@krebshamburg.de
www.hamburger-krebsgesellschaft.de

Hessische Krebsgesellschaft e.V.
Heinrich-Heine-Straße 44–46
35039 Marburg
Tel.: 0 64 21/6 33 24, Fax: 0 64 21/6 33 16
oeffentlichkeitsarbeit@hessische-krebsge-sellschaft.de
www.hessische-krebsgesellschaft.de

Krebsgesellschaft Mecklenburg-Vorpommern e.V.
Klinik für Chirurgie, Klinikum Schwerin
Wismarsche Straße 397
19049 Schwerin
Tel.: 03 85/5 20 20 61, Fax: 03 85/5 20 35 20
www.mvnet.de/lmvk/

Niedersächsische Krebsgesellschaft e.V.
Königstraße 27
30175 Hannover
Tel.: 05 11/3 88 52 62, Fax: 05 11/3 88 53 43
geschaeftsstelle@nds-krebsgesellschaft.de
www.nds-krebsgesellschaft.de

Krebsgesellschaft des Landes Nordrhein-Westfalen e.V.
Volmerswerther Straße 20
40221 Düsseldorf
Tel.: 02 11/15 76 09 90, Fax: 02 11/15 76 09 99
info@krebsgesellschaft-nrw.de
www.krebsgesellschaft-nrw.de

Krebsgesellschaft Rheinland-Pfalz e.V.
Löhrstraße 119
56068 Koblenz
Tel.: 02 61/98 86 50, Fax: 02 61/9 88 65 29
kontakt@krebsgesellschaft-rlp.de
www.krebsgesellschaft-rlp.de

Saarländische Krebsgesellschaft e.V.
Kuseler Straße 28
66564 Ottweiler
Tel.: 0 68 58/82 51, Fax: 0 68 58/69 84 90
www.saarlaendische-krebsgesellschaft.de

Sächsische Krebsgesellschaft e.V.
Werdauer Straße 48
08056 Zwickau
Tel.: 03 75/28 14 03, Fax: 03 75/28 14 04
SKGeV@t-online.de
www.saechsische-krebsgesellschaft-ev.de

Sachsen-Anhaltische Krebsgesellschaft e.V.
Paracelsusstraße 23
06114 Halle/Saale
Tel.: 03 45/4 78 81 10, Fax: 03 45/4 78 81 12
info@krebsgesellschaft-sachsen-anhalt.de
www.krebsgesellschaft-sachsen-anhalt.de

**Schleswig-Holsteinische
Krebsgesellschaft e.V.**
Holstenstraße 13–15
24103 Kiel
Tel.: 04 31/8 00 10 80, Fax: 04 31/8 00 10 89
info@krebsgesellschaft-sh.de
www.krebsgesellschaft-sh.de

Thüringische Krebsgesellschaft e.V.
Felix-Auerbach-Straße 14
07747 Jena
Tel.: 0 36 41/33 69 86, Fax: 0 36 41/33 69 87
info@thueringische-krebsgesellschaft.de
www.thueringische-krebsgesellschaft.de

Kleines Lexikon der Fachbegriffe

Adenokarzinom Bösartiger Tumor, der von den Drüsenzellen der Darmschleimhaut ausgeht.

Adenom Noch gutartiger Tumor, der von Drüsenzellen der Darmschleimhaut ausgeht. Wächst ein Adenom über Jahre, kann ein Karzinom (Darmkrebs) entstehen.

Adjuvante Chemotherapie Zusätzlich oder ergänzend zur Darmoperation eine Chemotherapie, die noch vorhandene, aber mit bildgebenden Methoden (Ultraschall, Computertomografie) nicht darstellbare Krebszellen abtöten soll, damit das Rückfallrisiko verringert wird.

Alternative oder komplementäre Medizin Medikamente oder Verfahren, die neben den Säulen der Krebstherapie, wie Operation, Chemo-, Immuntherapie und Bestrahlung bei Krebserkrankungen von 70 % der Patienten eingesetzt werden, wie Mistel, Vitamine, Spurenelemente, Immunstimulanzien, Enzyme, Diäten, Homöopathie und Frischzellen.

Anabolika Substanzen, die den Aufbaustoffwechsel anregen. Werden bei Mangelernährung gegeben.

Anämie Blutarmut durch Verminderung des roten Blutfarbstoffs in den roten Blutkörperchen. Ursachen sind Tumore, Entzündungen, Chemotherapie, Bestrahlung oder Blutungen, z. B. in den Darm durch Darmpolypen oder Karzinome. Patienten mit Anämie sehen blass aus, haben Luftnot, häufig Herzklopfen und leiden unter Schwäche und mangelnder Leistungsfähigkeit.

Anastomose Operative Verbindung mit Nahtmaterial von Darmabschnitten.

Anorexie Schwere Mangelernährung mit ausgeprägter Gewichtsabnahme, Müdigkeit und verminderter Leistungsfähigkeit.

Anschlussheilbehandlung (AHB) Stationärer Aufenthalt in einer Rehabilitationsklinik in direktem Anschluss an die Behandlung im Akutkrankenhaus.

Antiemetika Medikamente, die Übelkeit und Erbrechen während und nach Chemotherapie oder Bestrahlung verhindern oder vermindern können.

Antigen Definierte Merkmale auf normalen Zellen, Lymphozyten, aber auch auf Tumorzellen. Sie werden teils auch cluster of differentiation (CD) genannt. Gegen einige Antigene gibt es Antikörper, die in der Krebstherapie eingesetzt werden.

Antikörper Eiweißstoffe des Immunsystems, die im Körpers gebildet oder technologisch hergestellt werden. Sie schützen vor Infektionen mit Bakterien, Viren oder Pilzen, können jedoch auch Krebszellen zerstören.

Antioxidanzien Stoffe, die die Oxidation hemmen. Einige Antioxidanzien wie ß-Carotin können die Bildung von freien Radikalen hemmen, die das Risiko der Krebsentstehung steigern.

Anus praeter Operative Herstellung eines künstlichen Darmausgangs unter Verwendung einer möglichst tiefen Ileumschlinge und meist Ausleitung durch die rechte Unterbauchwand. Ein Anus praeter ist in der Regel bei sehr tief sitzendem Rektumkarzinom notwendig. Bei akutem Darmverschluss ist die Anlage eines Anus praeter häufig vorübergehend notwendig.

Astronautenkost Flüssige hochkalorische Trinknahrung, um eine Unterernährung auszugleichen.

Autogenes Training Verfahren nach J.H. Schultz zur konzentrativen Selbstentspannung. Es basiert auf Selbstsuggestion (Autos) und körperlicher Wahrnehmung von Schwere und Wärme.

KLEINES LEXIKON DER FACHBEGRIFFE

Ballaststoffe Unverdauliche Bestandteile von Gemüse, Obst und Getreide, die durch die Verkürzung der Passagezeit der Nahrung auf ca. 30 Stunden sehr gesund sind, da sie auch das Risiko auf Darmkrebs verringern können.

Biopsie Entnahme von kleinen Gewebsteilen aus dem Körper, um Krankheiten, auch Tumore, zu beweisen.

Bodymass-Index (BMI) Methode zur Berechnung von Unter-, Über- oder Normalgewicht. BMI = Körpergewicht (kg) : Körpergröße (m²).

Bougierung Endoskopische Weitung von entzündlichen oder tumorösen Engstellen des Magen-Darm-Trakts mit unterschiedlich dicken Metallstäben.

Carcinoembryonales Antigen (CEA) Tumormarker von drüsenbildenden Karzinomen wie Darmkrebs. Es ist eine Substanz aus der Tumorzelle, die aus dem Blutserum bestimmt werden kann.

Chemotherapie Medikamente, die über die Vene am Arm oder in Tablettenform gegeben werden, um Krebszellen abzutöten oder am Wachsen zu hindern.

Chromosomen Die in jeder Körperzelle im Zellkern – auch in Krebszellen – gebündelte und aufgewickelte Form aller Gene, die die Erbsubstanz enthalten, kurz vor und während der Zellteilung. Der Mensch besitzt 46 Chromosomen. In Krebszellen finden sich häufig Chromosomenveränderungen.

Coecalfistel Durch Entzündung oder Krebs entstandene Verbindung zwischen dem Coecum (erster Teil des Dickdarms, an dem der Blinddarm hängt) und anderen Organen.

Darmflora Mikroorganismen, vor allem Bakterien, die normalerweise im Dickdarm vorhanden und zur Verdauung der Nahrung notwendig sind.

Diarrhö Durchfall liegt vor bei einer Stuhlfrequenz höher drei mal pro Tag oder die Stuhlkonsistenz ist durch die Vermehrung des Wassergehalts verringert.

Divertikel Umschriebene, sackförmige Wandausstülpung eines Hohlorgans. Sie treten auch im Dickdarm auf und können sich entzünden und dann Schmerzen verursachen (Divertikulitis).

DNS (engl. DNA) Desoxyribonukleinsäure, ein Makromolekül, das aus Phosphat- und Zuckerresten sowie aus Purin- und Pyrimidinbasen besteht. Die DNS liegt als Doppelstrang in jeder Körperzelle vor. Sie besteht aus 60 000 bis 80 000 Genen und stellt die Erbsubstanz des Menschen dar.

DNS-Replikation Ablesung und Herstellung eines DNS-Abschnitts oder Gens.

Duodenum Der Zwölffingerdarm ist etwa 30 Zentimeter lang und der Anfangsteil des Dünndarms. In das Duodenum münden die Ausführungsgänge der Bauchspeicheldrüse und der Leber sowie der Galle mit ihren lebenswichtigen Verdauungsenzymen.

Endoskopie Diagnostische Spiegelung mit Betrachtung von Körperhöhlen und Hohlorganen wie Darm, Magen, Speiseröhre, auch kombiniert mit kleinen operativen Eingriffen, wie Biopsien von Darmkrebs und Abtragung von Adenomen oder Polypen.

Endosonografie Ultraschalldiagnostik von Hohlorganen, wie Darm, Magen, Speiseröhre durch ein Endoskopie im Rahmen der Spiegelung. Mit der Endosonografie können die Tiefenausdehnung und der Lymphknotenbefall von Darmkrebs und damit die T- und N-Klassifikation bereits vor der Operation erkannt werden.

Enterale Ernährung Zusätzliche Gabe von Nahrungsbestandteilen, wie Kohlenhydrate, Eiweiß, Fette, Vitamine, Spurenelemente und

Elektrolyte, über Katheter (Sonden) in den Magen oder Dünndarm.

Epidermoidzyste Solitärer, prall-elastischer, hautfarbener Knoten.

Evidenzbasierte Medizin Medizin, deren Entscheidungen in Diagnostik und Therapie auf möglichst guten wissenschaftlichen Studien beruhen. Es werden verschiedene Evidenzgrade unterschieden, je nachdem, ob randomisierte Studien, Studien mit historischen Vergleichen oder nur Fallbeispiele (Kasuistiken) vorliegen.

Familiäre adenomatöse Polyposis Familiäres Krebssyndrom, bei dem schon ab dem zehnten Lebensjahr Hunderte von Darmpolypen auftreten mit einem 100-prozentigen Risiko der Entstehung von Darmkrebs.

Fast-Track-Konzept Neues Behandlungskonzept in der Chirurgie mit sehr rascher Mobilisierung der Patienten.

Fatigue-Syndrom Bei 70 % der Tumorpatienten auftretender, multifaktorieller chronischer Erschöpfungszustand.

Fistel Normalerweise nicht vorhandener, röhrenförmiger Gang, der von einem Hohlorgan oder einem Hohlraum ausgeht und an der Körperoberfläche oder im Körperinneren mündet.

Folinsäure 5-Formyltetrahydrofolsäure, auch Leucovorin® genannt, steigert die Wirksamkeit von 5-Fluorouracil bei der Chemotherapie.

Frischzellentherapie Alternative oder komplementäre Krebstherapie, die die Abwehrzellen des Körpers stimulieren und Krebszellen abtöten soll. Frischzellen werden meist aus dem Thymus ungeborener Lämmer gewonnen und entweder in die Vene gespritzt oder in Tablettenform eingenommen.

5-Fluorouracil Eines der bewährtesten Zytostatika, das bereits 1953 entwickelt wurde und bei Karzinomen der Speiseröhre, des Magens und des Darms wirksam ist.

Gastrointestinal Den Magen und Darm betreffend.

Grading Einteilung des Differenzierungsgrades von Tumoren. Der Pathologe unterscheidet unter dem Mikroskop G1 bis G3 (G4). Ist das Tumorgewebe gut differenziert, ähnlich den drüsenbildenden Zellen in der Darmschleimhaut, handelt es sich um einen G1-Tumor; ist das Tumorgewebe nur mäßig differenziert, handelt es sich um einen G2-Tumor. Ein G3-Tumor ist sehr undifferenziert und wächst »wild«.

Hämatologe-Onkologe Facharzt für innere Medizin und der Weiterbildung für Hämatologie (Bluterkrankungen) und Onkologie (Tumorerkrankungen).

Haemoccult®-Test (hemoCARE®) Test zum Nachweis von nicht sichtbarem Blut im Stuhl, wobei die Stuhlprobe auf ein mit Guajakharz imprägniertes Filterpapier ausgestrichen und H_2O_2-Lösung aufgetropft wird. Sind Spuren nicht sichtbaren (okkulten) Blutes vorhanden, kommt es zur Blaufärbung. Dieser Test ist neben der Darmspiegelung eine wichtige Früherkennungsmethode, um Vorläuferveränderungen und frühe Stadien von Darmkrebs zu erkennen.

Hämoglobin Blutfarbstoff in den roten Blutkörperchen. Bei Blutarmut (Anämie) ist dieser erniedrigt.

Hepatisch Die Leber betreffend; z. B. hepatische Metastasen = Absiedelungen von Krebserkrankungen in der Leber.

HNPCC (Hereditäres, nicht polypöses kolorektales Krebssyndrom) Ein familiäres Darmkrebssyndrom, das sich nicht über Darmpolypen entwickelt.

5-HT3-Rezeptor-Antagonisten Wirksame Medikamente zur Behandlung und Vorbeugung von Übelkeit während und nach Chemotherapie (Ondansetron, Granisetron, Tropisetron, Dolasetron, Palonsetron).

Ileum Krummdarm, umfasst die unteren drei Fünftel des Dünndarms.

Immunsystem Abwehrsystem des Körpers. Die in der Kindheit erworbene Immunität ermöglicht die Abwehrfähigkeit gegenüber Bakterien, Viren und Pilzen. Das Immunsystem besteht aus der zellulären Abwehr mit den T-Lymphozyten, der humoralen Abwehr mit dem B-Zellsystem mit Antikörperbildung, den natürlichen Killerzellen, Monozyten, neutrophilen Granulozyten sowie dem Komplementsystem.

Immuntherapie Behandlung von Krankheiten durch Beeinflussung des Immunsystems, z.B. aktive und passive Immunisierung, Hyposensibilisierung bei allergischen Erkrankungen, die Gabe von Immunglobulinen bei Immundefekten, Immunsuppression bei Autoimmunerkrankungen und nach Organtransplantationen. Bei bösartigen Erkrankungen versteht man unter Immuntherapie die intravenöse Infusion von monoklonalen Antikörpern, die gegen Krebszellen oder gegen Krebsgefäße gerichtet sind, wie Bevacizumab (Avastin®), Cetuximab (Erbitux®) bei kolorektalen Karzinomen oder Transtuzumab (Herceptin®) bei Brustkrebs und Rituximab (Mabthera®) bei Non-Hodgkin-Lymphomen.

Infektion Eindringen von Viren, Pilzen, Bakterien oder Parasiten in den menschlichen Körper, wo sie sich vermehren und Symptome wie Fieber, Schmerzen, Schnupfen, Husten und Abgeschlagenheit hervorrufen.

Intravenös Gabe von Infusionen oder Injektionen in eine Vene, meist in der Ellenbeuge, am Unterarm oder auf dem Handrücken.

Kachexie Starke Abmagerung mit allgemeinem Kräfteverfall, Appetitlosigkeit, mangelnder Nahrungsaufnahme und Apathie.

Kalorie Nicht mehr gebräuchliche Energieeinheit (1 cal = 4,18 Joule).

Karnofsky-Leistungsindex David A. Karnofsky (1914–1969) war ein bedeutender amerikanischer Arzt, der eine Skala zur Bewertung des Leistungsvermögens eines Patienten entwickelte – von 100 % (voll leistungsfähig) bis 10 % (lebensbedrohlicher Zustand).

Karzinogene Krebserzeugende chemische Substanzen, wie aromatische Kohlenwasserstoffe, Amine, anorganische Verbindungen (Ag, Be, Pb, Cr, Cd, Ni), Substanzen im Zigarettenrauch oder Asbest.

Karzinom Maligner, bösartiger Tumor, aus Epithelzellen hervorgegangen, wie z.B. Darm-, Brust-, Blasen-, Magen- und Lungenkrebs.

Kernspin(resonanz)tomografie (MRT) Bildgebendes Diagnoseverfahren, das nicht mit Strahlenbelastung verbunden ist. Durch Nutzung eines Magnetfelds sowie von in gepulster Form eingestrahlter Radiowellen im Megaherzband von geringer Intensität werden Protonen der Wasser- und Fettbestandteile im Organismus zur Kernspinresonanz angeregt. MRT ist besonders wertvoll beim Nachweis von Leber-, Gehirn- und Lymphknotenmetastasen.

Kolon Dickdarm, ca. 1,30 m langer Darmabschnitt, vom Ende des Dünndarms bis zum After. Die Funktion des Dickdarms ist es, Nahrungsbestandteile in Stuhl (Faeces) umzuwandeln, indem Wasser entzogen wird.

Koloskopie Spiegelung des gesamten Dickdarms (Kolon) mit einem flexiblen Endoskop, das durch den After eingeführt wird. Der ganze Dickdarm wird über eine Länge von etwa 1,30 Meter von innen betrachtet. Mit einer Optik ist es möglich, den Dickdarm zu inspizieren, mit der Frage, ob Adenome, Polypen, Entzündungen, Blutungen oder ein Karzinom vorhanden sind. Polypen oder Adenome können durch eine Schlinge entfernt, Blutungen gestillt werden.

Kortison (Cortison) Ein Nebennierenrindenhormon.

Kryotherapie Kältebehandlung; lokale Applikation von Kälteträgern, z.B. Eisbeutel, Kältepackungen oder Vereisungen, Letzteres auch zur Devitalisierung von Tumoren oder lokalisierten Krebserkrankungen.

Kur Früher benutzte Bezeichnung für stationäre Rehabilitation oder stationäre Nachsorgemaßnahmen.

KLEINES LEXIKON DER FACHBEGRIFFE

Kurative Therapie Krebsbehandlung mit dem Ziel der Heilung, meist durch Operation, Chemotherapie oder Bestrahlung. Bei dieser Behandlung müssen sämtliche Krebszellen im Körper vernichtet werden.

Lebensqualität Sie umfasst alle Lebensbereiche und stellt die Summe unseres körperlichen, seelischen, sozialen und geistigen Befindens dar.

Leukozyten Weiße Blutkörperchen.

Lokalrezidiv Wiederauftreten einer bösartigen Erkrankung am Ort der Erstmanifestation.

Lymphozyten Teil der weißen Blutkörperchen, die in Lymphknoten und Knochenmark vorkommen. Man teilt sie in T-, B-Lymphozyten und so genannte natürliche Killerzellen ein. Sie spielen eine Rolle bei der Immunabwehr und bei der Erkennung von Krebszellen.

Makrophagen Fresszellen im Blut und im Gewebe, die die Fähigkeit zur Auflösung von Fremdkörpern und Zelltrümmern haben. Sie spielen auch eine Rolle bei der Reifung von Lymphozyten.

Mastdarm Auch Rektum genannt, der letzte Teil des Dickdarms, ca. 15-20 cm lang, der vom dritten Sakralwirbel bis zum After reicht. Die Funktion ist die Erhaltung der Stuhlregulation.

Medulloblastom Spezielle Form eines Hirntumors.

Metastasen Absiedelung von Krebszellen aus einem Primärtumor in andere Organe.

Mikrosatelliten Regionen auf der DNS, in denen kurze Sequenzen oder einzelne Nukleoide wiederholt werden. In der menschlichen DNS gibt es normalerweise Tausende Mikrosatelliten. Während der DNS-Replikation können häufig in diesen Regionen Fehler (Mutationen) auftreten und zur Mikrosatelliten-Instabilität der DNS führen (MSI), falls diese Fehler an der DNS nicht durch Miss-Match-Reparaturproteine korrigiert werden. Beim HNPCC, bei dem dieses Reparatursystem defekt ist, kommt es in 80 bis 90 % der Fälle zu einem Karzinom, häufig in jüngerem Alter.

Monoklonale Antikörper Antikörper, die auch zur Behandlung von bösartigen Erkrankungen wie Darmkrebs intravenös gegeben werden. Sie sind gegen Ankerplätze von Krebszellen, wie z. B. den EGF-Rezeptor oder VEGF-Rezeptor, gerichtet. Monoklonale Antikörper werden von einem einzigen klonierten B-Zell-Hybridom in der Zellkultur produziert.

Mutationen Fehler in den Genen. Je mehr Gene verändert sind, desto wahrscheinlicher entsteht eine Krebszelle.

Nachsorge Ärztliche Nachbetreuung von Tumorpatienten über Jahre, zum Teil auch lebenslang, nach Operation, adjuvanter Chemotherapie und Bestrahlung. Die regelmäßigen Nachuntersuchungen finden je nach Rückfallrisiko alle drei bis zwölf Monate statt. Die Untersuchungen reichen von der körperlichen Untersuchung, Anamneseerhebung, Inspektion, Blutbild, Tumormarker bis zu bildgebenden Verfahren wie Ultraschall, Röntgenaufnahme, Computertomografie, Mammografie (bei Brustkrebs) oder Kernspintomografie.

Neoadjuvante Therapie Chemotherapie oder Bestrahlung, die vor einer Operation durchgeführt wird. Sie ist sinnvoll bei großen Primärtumoren und/oder Übergreifen auf andere Organe, sodass zunächst eine Operation mit R0-Resektion nicht möglich ist. Das Ziel dieser voroperativen Behandlung ist die Verkleinerung des Primärtumors und der Lymphknoten, damit die komplette chirurgische Entfernung möglich ist.

Neoplasie Neubildung von Körpergeweben durch autonomes Wachstum. Eine gutartige (benigne) Neoplasie wächst lokal und verdrängend, eine bösartige (maligne) Neoplasie infiltrierend, Nachbarorgane zerstörend und Absiedelungen in anderen Organen (Metastasen) verursachend.

NMR Siehe Kernspintomografie.

Obstipation Verstopfung infolge verlängerten Verweilens von Stuhl im Dickdarm mit vermindertem und seltener Entleerung von verhärtetem Stuhl.

Onkogene DNS-Sequenzen (Abschnitte) in jeder Körperzelle, die aus Protoonkogenen durch Aktivierung (Mutationen, Translokationen, Amplifikationen) hervorgehen und Krebs verursachen können.

Onkologie Lehre von den Tumorerkrankungen, deren Vorbeugung, Entstehung, Diagnostik, Behandlung und Nachsorge. Teilgebiet der inneren Medizin.

Osteom Gutartiger Knochentumor.

Palliativtherapie Teilgebiet der Medizin, das sich mit der Milderung und Linderung von Krankheitssymptomen unheilbarer Patienten beschäftigt.

Parenteral Zufuhr von Medikamenten, Kontrastmitteln oder Ernährung über die Venen.

PET Positronen-Emissions-Tomografie. Schnittbilddarstellung von Organen, Tumoren, Entzündungen, Ergüssen und Geweben, wobei Positronenstrahler und markierte Radiopharmaka sowie Körperbausteine wie Fett, Aminosäuren und Zucker verwendet werden. Sehr erfolgreiche Bildgebung in der Onkologie, Neurologie und Unfallchirurgie.

Polychemotherapie Zytostatische Chemotherapie mit mehreren Medikamenten, um die Wirksamkeit zu erhöhen und die Nebenwirkungen bei der Behandlung von bösartigen Tumoren zu vermindern.

Polyneuropathie Schädigung peripherer Nerven mit meist symmetrischen Gefühlsstörungen und Aufhebung der Reflexe auch durch Chemotherapie.

Polyp Gestielte, umschriebene, auch breitbasige Schleimhautvorwölbung in Hohlorganen wie Darm, Magen, Harnblase, Gebärmutter oder Nasennebenhöhlen. Im Darm unterscheidet man hyperplastische Polypen und neoplastische Polypen.

Polyposis des Darms Vorhandensein von Hunderten von Polypen mit hohem Risiko der Darmkrebsentstehung bei der familiären adenomatösen Polypose (FAP).

Prävention Vorkehrungen zur Verhinderung von Krankheiten und Unfällen einschließlich der individuell veranlassten ärztlichen Maßnahmen, die der Überwachung und Erhaltung der Gesundheit dienen. Unter primärer Prävention versteht man die Ausschaltung schädlicher Faktoren mit dem Ziel, dass eine Erkrankung wie Darmkrebs gar nicht erst auftritt (ballastreiche, kalorienarme Ernährung und regelmäßig Sport). Unter sekundärer Prävention ist die frühzeitige Erkennung von Krankheiten zu verstehen, um die Prognose zu verbessern. So können durch regelmäßige Koloskopien Adenome und Polypen im Darm gesehen und abgetragen werden, damit Darmkrebs erst gar nicht entsteht oder in frühen Stadien erkannt wird. Es gibt auch die tertiäre Prävention. Darunter versteht man, durch regelmäßige Nachsorgeuntersuchungen nach Operation und/oder Chemotherapie und Bestrahlung einer bösartigen Erkrankung wie z. B. Darmkrebs einen Rückfall sehr früh zu erkennen, um die Behandlungschancen zu erhöhen.

Prognose Auf ärztlicher Erfahrung und wissenschaftlichen Untersuchungen basierende Vorhersage über den wahrscheinlichen Verlauf einer Krankheit. Dies kann für einen einzelnen Patienten nur unter dem Vorbehalt möglicher beträchtlicher Abweichungen von der Durchschnittsschätzung gegeben werden. Die Prognose bei bösartigen Erkrankungen bezieht sich meist auf die zu erwartende Heilungsrate, auf die wahrscheinliche Überlebenszeit, auf die Ansprechrate oder das Rückfallrisiko.

Proktologie Diagnostik und Therapie von After- und Mastdarmerkrankungen.

Proktoskopie Inspektion des unteren bis mittleren Enddarms und des Analkanals mit dem Anuskop, einem kurzen Rektoskop.

Prophylaxe Vorbeugung zur Verhütung von Krankheiten (z. B. Osteoporose, Malaria, Hepatitis) oder Nebenwirkungen (z. B. bei Chemotherapie oder Bestrahlung).

Qualitätsmanagement (QM) Bezeichnet eine Managementphilosophie, die zur Verbesserung der Patientenversorgung und -zufriedenheit beiträgt. Umfassendes Ziel des Qualitätsmanagements ist es, einen erreichbaren, definierten Qualitätsstandard in der Patientenversorgung auch tatsächlich zu erreichen. Erforderliche Maßnahmen sind die Qualitätsplanung, -kontrolle, -verbesserung und -sicherung.

Rektoskopie (Rektosigmoidoskopie) Starres röhrenförmiges Endoskop mit spitzennaher Beleuchtung oder flexiblem Fiberendoskop zur direkten Betrachtung des Rektums und des Sigmas. Mit dieser Untersuchung können auch Probeexzisionen, Blutstillungen, Polypektomien oder Lasertherapie durchgeführt werden.

Rektum Mastdarm, der unterste Dickdarmabschnitt mit Übergang zum Analkanal mit einer Länge von etwa 15 Zentimetern, für die willentliche Stuhlkontrolle notwendig. Im Rektum entstehen 7 % aller Karzinome.

Remission Ansprechen einer Tumorerkrankung oder von Metastasen auf eine Chemo- oder Immuntherapie, Bestrahlung oder lokale Maßnahmen. Als komplette Remission bezeichnet man die vollständige Rückbildung der Tumormanifestationen, als partielle Remission eine über 50-prozentige Rückbildung, als stabile Erkrankung eine Rückbildung von weniger als 25 % oder eine Zunahme von weniger als 25 %. Bei einer Zunahme der Tumorherde um 50 % oder Auftreten neuer

Tumormanifestationen spricht man von Progression.

Rezidiv Rückfall einer Krankheit, auch einer Krebserkrankung, nach erfolgreicher Operation, Chemo- oder Strahlentherapie.

R0-Resektion Völlige operative Entfernung eines Primärtumors, von Lymphknotenmetastasen oder von Fernmetastasen einer Krebserkrankung mit genügend breitem Sicherheitsabstand, den der Pathologe unter dem Mikroskop bestätigen muss.

R1-Resektion Mikroskopisch noch Tumor vorhanden.

R2-Resektion Makroskopisch noch Tumor vorhanden.

Sepsis Krankheitsbild infolge dauernden oder periodischen Eindringens von Bakterien, Viren oder Pilzen in den Körper sowie deren Vermehrung im Blut oder in Organen. Symptome sind Fieber, Schüttelfrost, Schwitzen, Blutdruckabfall und Schwäche. Eine unbehandelte Sepsis kann lebensbedrohlich sein.

Sigma (Kolon sigmoideum) S-förmige Schleife des Dickdarms im linken Unterbauch, geht in das Rektum über.

Sigmoidoskopie Spiegelung des Sigmas und des Rektums mit einem flexiblen Endoskop mit Betrachtung der Darmschleimhaut und der Möglichkeit von Biopsien, Abtragung von Polypen oder Blutstillung bis etwa 60 Zentimeter Entfernung vom Anus.

Sonografie Diagnostische Maßnahme nach dem Echografieprinzip mit Ultraschall mit Frequenzen von 1 bis 10 MHz.

Sphinkter Abkürzung für Musculus sphincter, Schließmuskel.

Steroide Stoffklasse mit dem Grundgerüst des Sterans. Darunter finden sich Gallensäuren, D-Vitamine und Steroidhormone wie Androgene, Östrogene und Kortikosteroide (Nebennierenrindenhormone). Dexamethason (Fortecortin®) ist ein synthetisches Steroid, das Übelkeit während und nach einer Chemotherapie zusammen mit anderen Medikamenten erfolgreich vermindert.

Symptome Krankheitszeichen, die auf eine Krankheit hinweisen.

Thrombopenie Abfall der Blutplättchen unter den Normwert von 150/nl, was nach einer Chemotherapie auftreten kann. Bei Abfall unter 10/nl kann es zu lebensgefährlichen Blutungen kommen.

TNM-Klassifikation Von der UICC (International Union Against Cancer) festgelegte Tumorstadieneinteilung aufgrund der Größe und Ausdehnung des Primärtumors (T), des Nachweises oder Fehlens von regionalen Lymphknotenmetastasen (N) und des Vorliegens oder Fehlens von Fernmetastasen (M). Diese TNM-Klassifikation kann auf nahezu alle Tumorarten angewandt werden und ist von großer prognostischer Bedeutung bei Krebserkrankungen.

Totale mesorektale Exzision (TME) Entfernung des gesamten Rektums mit allen mesenterialen Strukturen, den zu- und abführenden Blut- und Lymphgefäßen sowie der Lymphknoten.

Tumormarker Aus der Tumorzelle ins Blut bzw. Serum abgegebene Substanzen, die bei Erhöhung über den Normwert auf eine bösartige Erkrankung hinweisen können. Für viele Tumorarten gibt es Tumormarker, z. B. CEA für Darmkrebs.

Tumorsuppressorgene Gene, die an der Übermittlung von wachstumshemmenden Signalen in normalen Körper- und Krebszellen beteiligt sind, wodurch sie vor bösartiger Entartung geschützt werden, wie das p53-, APC-, DCC-, Rb- und WT-1-Gen. Kommt es zur Inaktivierung eines Tumorsuppressorgens, kann es zur Entstehung einer Krebszelle kommen.

Virtuelle Koloskopie Die virtuelle Darmspiegelung erfolgt nicht mit der Endoskopie, sondern mit der Mehrschicht-Spiral-Computertomografie. Die Bedeutung der virtuellen Koloskopie wird noch unterschiedlich diskutiert. Obgleich Polypen in einem Größenbereich von sechs Millimetern dargestellt werden können, ist die normale Darmspiegelung weiterhin Standard und hat den Vorteil, dass Biopsien entnommen, Polypen abgetragen und Blutungen behandelt werden können.

Vitamine Lebensnotwendige Nahrungsbestandteile, deren Mangel verschiedenste Krankheiten auslösen kann. Es werden wasserlösliche Vitamine (B1, B2, B6, B12, Biotin, Pantothensäure, Niazin, Niazinamid, Folsäure, Folinsäure, C, Bioflavonoide) von den fettlöslichen (A, D, E, F, K) unterschieden.

Vollremission Eine komplette Remission nach Operation, Chemo-, Immuntherapie oder Bestrahlung liegt vor, wenn alle Tumormanifestationen nicht mehr nachweisbar sind.

Wait and see (auch Watch and wait) Diese Beobachtungsstrategie umfasst regelmäßige Kontrolluntersuchungen (»see«), ohne dass eine spezifische Behandlung (»wait«) derzeit gemacht wird.

Zytokine Körpereigene Substanzen, die von Körperzellen wie T-Lymphozyten, Endothelzellen, Makrophagen oder Nierenzellen produziert und sezerniert werden können. Sie dienen der Regulation des Wachstums. Erythropoetin stimuliert die Bildung der roten Blutkörperchen (Erythropoese), G-CSF und GM-CSF der weißen Blutkörperchen und der Makrophagen. Interferone und Interleukine werden auch durch Stimulation der Immunabwehr bei bösartigen Erkrankungen erfolgreich eingesetzt.

Zytostatika Es gibt etwa 200 verschiedene Medikamente, die Krebszellen am Wachsen hindern oder abtöten.

Literatur

American Society of Clinical Oncology. *Educational Book*
41st Annual Meeting, May 13–17, 2005

Aulbert, E./Zech, D. (Hrsg.): *Lehrbuch der Palliativmedizin.*
Schattauer-Verlag, Stuttgart 2000

Biesalski, H. K./Grimm, P. (Hrsg.): *Taschenatlas der Ernährung*
Thieme-Verlag, Stuttgart 2004

Bokemeyer, C./Berdel, W. E. (Hrsg.): *Zielgerichtete Tumortherapie.*
Onkologie. International Journal for Cancer Research and Treatment
Suppl. 4, Band 28, Oktober 2005

Delbrück, H. (Hrsg.): *Darmkrebs. Rat und Hilfe für Betroffene und Angehörige.*
Kohlhammer-Verlag, Stuttgart 2001

Deutsche Krebsgesellschaft: *FORUM Fokus. Der kompetente Patient.*
Deutsche Krebsgesellschaft, Frankfurt/Main, Ausgabe 2/2005

Deutsche Krebsgesellschaft: *Qualitätssicherung in der Onkologie und Therapie maligner Erkrankungen.*
Kurzgefasste interdisziplinäre Leitlinien. Zuckschwerdt-Verlag 2004

Deutsche Krebshilfe: *Patientenorientierte Krebsmedizin gefordert.*
Pressemitteilung vom 17. November 2005

Fuchs, Roland (Hrsg.): *Gastrointestinale Tumore: Diagnostik, Therapie. Workshop Praktische Onkologie.*
Nora-Verlag, Stolberg 2005

Ravens-Sieberer, K./Cieza, A. (Hrsg.): *Lebensqualität und Gesundheitsökonomie in der Medizin. Konzepte, Methoden, Anwendung.* ecomed-Verlag, Landsberg/Lech 2000

Sahm, S./Caspary, W. (Hrsg.): *Gastroenterologische Onkologie.* Schattauer-Verlag, Stuttgart 2003

Sellschopp, A./Fegg, M./Frick, E./Gruber U./Pouget-Schors, D./Theml, H./Vodermaier, A./Vollmer, T. (Hrsg.): *Manual Tumorzentrum München. Empfehlungen zur Diagnostik, Therapie und Nachsorge. Psychoonkologie.* Zuckschwerdt-Verlag, München 2002

Schmiegel, W.: *S3-Leitlinienkonferenz »Kolorektales Karzinom«.* Zeitschrift für Gastroenterologie. 10, Oktober 2004, 1129–1177

Schmoll, H.-J./Höffken, K./Possinger, K. (Hrsg.): *Kompendium Internistische Onkologie. Standards in Diagnostik und Therapie. Grundlagen, Richtlinien, antineoplastische Substanzen, Toxizitäten, prophylaktische und supportive Therapie.* Springer Verlag, Heidelberg 2005

Thomas, L. (Hrsg.): *Labor und Diagnose.* Medizinische Verlagsgesellschaft, Marburg 1995

»Tutzinger Erklärung« aus Anlass des Patientenforums Medizinethik »Patientenrechte – Bürgerrechte« am 18./19. Februar 2005 in der Evangelischen Akademie Tutzing

Unger, C./Weis, J. (Hrsg.): *Onkologie. Unkonventionelle und supportive Therapiestrategien.* Wissenschaftliche Verlagsgesellschaft, Stuttgart 2005

Zenz, M./Jurna, I. (Hrsg.): *Lehrbuch der Schmerztherapie. Grundlagen, Theorie und Praxis für Aus- und Weiterbildung.* Wissenschaftliche Verlagsgesellschaft, Stuttgart 2000

Danksagung

Für die kompetenten Ratschläge möchten wir uns bei den folgenden Experten sehr herzlich bedanken. Ohne ihre intensive Mitarbeit hätte die hohe Qualität des Kursbuchs nicht erreicht werden können. Auch bedanken wir uns für die Bereitstellung der Abbildungen.

CA Dr. M. Allgäuer
Strahlentherapie, Krankenhaus Barmherzige Brüder, Regensburg
(S. 42 Mitte, S. 58 oben und unten, S. 59 oben, S. 65 oben, S. 70, S. 71)

Dr. V. Beck, Dipl.-Psychologe
Dt. Krebsgesellschaft e. V., Frankfurt/Main, Mitglied in der Arbeitsgruppe »Patientenrechte« der European Cancer Leagues (ECL)

Dr. J. Bertz
Robert-Koch-Institut, Berlin (Umschlag: Europa)

Prof. Dr. J. Dobroschke
Chirurgie I, Krankenhaus Barmherzige Brüder, Regensburg

Prof. Dr. St. Feuerbach
Direktor der Abteilung für Radiologie, Universitätsklinikum, Regensburg (S. 42 unten, S. 60 oben)

Dr. H. Hagen, Dipl.-Ökotrophologin
Leiterin Ernährungsberatung, Innere Medizin, CA Prof. Wechsler, Krankenhaus Barmherzige Brüder, München

OA Dr. K. Hanshans
Abteilung für Anästhesie, Schmerztherapie, Krankenhaus Barmherzige Brüder, Regensburg

Prof. Dr. F. Hofstädter
Direktor des Instituts für Pathologie, Universitätsklinikum, Regensburg
(S. 14, S. 17, S. 44 oben und unten, S. 59 unten, S. 60 unten, S. 61 oben, S. 65 unten)

OA Dr. H. Hubauer
Abteilung für Röntgendiagnostik/Kernspintomografie, CA Dr. Lehr, Krankenhaus Barmherzige Brüder, Regensburg (S. 64)

DANKSAGUNG

PD Dr. F. Kullmann
Klinik und Poliklinik für innere Medizin I, Gastroenterologie, CA Prof. Schölmerich, Universitätsklinikum, Regensburg (S. 30 oben, Mitte und unten)

OÄ Dr. M. Lonscher
Klinik für internistische Hämatologie und Onkologie, CA Prof. Kreuser, Krankenhaus Barmherzige Brüder, Regensburg

Prof. Dr. A. Mackensen
Abteilung Hämatologie und Onkologie, CA Prof. Andreesen, Universitätsklinikum, Regensburg (S. 23 oben und unten, S. 24 oben und unten)

OA Dr. J. Marienhagen
Abteilung für Nuklearmedizin, CA Prof. Eilles, Universitätsklinikum, Regensburg (S. 42 oben)

OA Dr. R. Mauerer
Innere Abteilung, CA Prof. Wechsler, Krankenhaus Barmherzige Brüder, München (S. 16, S. 31 unten)

Frau M. Scheimer
Leiterin Sozialdienst, Krankenhaus Barmherzige Brüder, Regensburg

OA Dr. M. Schenk
Klinik für internistische Hämatologie und Onkologie, CA Prof. Kreuser, Krankenhaus Barmherzige Brüder, Regensburg

Prof. Dr. H. J. Schlitt
Direktor der Klinik und Polyklinik für Chirurgie, Universitätsklinikum, Regensburg (S. 47 oben, Mitte und unten, S. 50 alle, S. 52 alle, Umschlag: Weltkarte)

OA Dr. W. Schorr
Medizinische Klinik II, CA Prof. Wiedmann, Gastroenterologie, Krankenhaus Barmherzige Brüder, Regensburg (S. 11, S. 18)

Herr F. Stadlbauer
Selbsthilfegruppe, Maxhütte-Haidhof

OA Dr. H. Stauder
Klinik für internistische Hämatologie und Onkologie, CA Prof. Kreuser, Krankenhaus Barmherzige Brüder, Regensburg

Prof. Dr. J. Weis
Klinik für Tumorbiologie, Freiburg

Register

A5-Fluorouracil 58, 60f., **62,** 140
5HT3-Rezeptor-Antagonisten 75, 141
Adenome 15f., 18, 30f., 33f., 44, 136, 139, 143
Adenom-Karzinom-Sequenz 16
Aktivität, sportliche 11, 13, 17, 27, 29, 79, 88
Alkohol 11, 17, 20, 27, 29
Amine 28, 143
Amsterdam-Kriterien 36
Anämie (Blutarmut) 41, 68, 73, 78, 136
Angiogenese 21, 57
Antidepressiva 84f.
Anti-EFG-Strategien 21
Antikörper 21, 24, 60, 137
Antioxidanzien 17, 28, 100, 137
Anus praeter ▶ Darmausgang, künstlicher
APC-Gen (adenomatous polyposis coli) 31, 34f.
Apoptose (Zelltod) 23, 62
Aprepitant 75
Aszites (Flüssigkeitsansammlungen) 42
Äthanol-Instillation 66f.
Aufklärungsgespräche 92
Autogenes Training **93f.,** 137

Bakterien 16, 20, 23, 39, 137f.
Ballaststoffe 28f., 138
Bauchfell 19, 66
Bauchschmerzen 39, 41, 60, 82
Berufsleben
– Erwerbsunfähigkeit **112f.**
– Wiedereingliederung **111f.**
Bestrahlung 11, 14, 19, 44, 47f., 50, 52, 54f., **56ff.,** 75, 82f., 97, 103, 136, 144f.
Bethesda-Kriterien 37
Bevacizumab 24, 61, **62**
BIA (bioelektrische Impedanzmessung) 80
Biopsie 138f.

Bisphosphonate 73
Blutarmut ▶ Anämie
Bodymass-Index (BMI) 80, 138

Capecitabin-Tabletten 58, 61, **62,** 76f.
CEA (carcino-embryonales Antigen) ▶ Tumormarker
Cetuximab 21, 24, 61, **62**
Chemotherapie 11, 14, 19, 44, 47f., 50, 52, 54f., **56ff.,** 74, 82f., 97, 103, 107, 136, 138, 144, 150
Chemotherapie
– adjuvante **56ff.,** 136, 145
– neoadjuvante systemische **56,** 145
– palliative **56f., 60ff.**
– regionale **64**
Colitis ulcerosa 18, 33, 39, 49, 53
Computertomografie 42, 47, 56, 69, 136
Coping **87ff.,** 125
CT-Kolonografie (virtuelle Koloskopie) 32, 42f.

Darmausgang, künstlicher (Anus praeter, Kolostoma) 51f., **54,** 56, 137
Darmerkrankungen, chronisch-entzündliche **18, 39** ▶ Colitis ulcerosa ▶ Morbus Crohn
Darmkrebs
– Behandlung 11, 13, **47ff.**
– Beweis **43ff.**
– Diagnostik 13, **41ff.,** 117f., 120
– eine klassische Zivilisationserkrankung 13
– Entstehung **19ff.**
– erblicher **34ff.**
– Früherkennung 11, 13, **30ff.,** 117
– Häufigkeit 11, **13f.,** 43
– Heilung(schancen) 11, 14
– Hinweise auf 16
– Risikofaktoren 17f., **20,** 27f.
– Risikogruppen **33ff.**
– Symptome 41
– Untersuchungsmethoden **41ff.**

– Ursachen **16ff.**
– Vermeidung/Vorbeugung 11, **27ff.**
Darmkrebsfamilien 11
Darmspiegelung 11, 13, 16, 30, **31f.,** 34, 38, 42f., 47, 104, 143, 150
Darmträgheit 27
Darmverschluss (Ileus) 41, 83
Dendriten 23
Dickdarm 15, 35
Dickdarmkarzinom 33, 48
Divertikel 139
DNS-Methylierung 27
DNS-Untersuchung im Stuhl 30f.
Dukes-Einteilung 48
Dünndarm 15
Durchfall (Diarrhö) 16, 39, 41, 73, **76,** 139

EGFR (Epidermaler Wachstumsfaktor-Rezeptor) 61f., 145
Eisenmangel 41
Enddarm 15
Endoskopie 139
Entspannung(stechniken) 79, 91, **93f.**
Enzymtherapien **101,** 136
Epidermaler Wachstumsfaktor (EGF) 20
Epidermoidzysten 35
Erbrechen 68, 74f., 137
Erlotinib 21, 61, **62f.**
Ernährung, gesunde 11, 13
Erythropoetin 78f., 151
Evaluation in der Krebstherapie **68ff.**

Familiäre Krebsveranlagung 18
FAP (familiäre adenomatöse Polyposis) **34f.,** 36, 49, 53, 140, 147
Fast-Track-Behandlungskonzept 55, 140
Fatigue-Syndrom (chronisches Erschöpfungssyndrom) 73, **79f.,** 82, 88, 91, 140
Fernmetastasen 14, 57, **59ff.,** 103f.
▶ Metastasen

Fettsäuren 18, 27f.
Fisch 28
Fleisch 17, 27ff.
Flüssigkeitsverlust 73, 76
FOBT (fäkaler okkulter Bluttest) 30ff.
FOLFOX-Protokoll 58
Folinsäure 58, 61, **62,** 140
Folsäure(mangel) 17, 27, 29, 39
Frischzellentherapie 140
Funktionsausfall 19

Gallengangsentzündung (primär sklerosierende Cholangitis) 18
Gefitinib 21, 61, **62f.**
Geflügel 28
Gehirn 19, 22, 35, 64f., 68, 74, 143
Gemüse 11, 16f., 27, **28f.,** 138
Getreide 16f., 138
Gewichtsverlust 19, 60, 80
  ▶ Untergewicht
Glukokortikoide 75

Hämoccult-Test® **30,** 141
Hand-Fuß-Syndrom 73, **76f.**
Härtefonds der Deutschen Krebshilfe 117
Häusliche Pflege **107f.**
hemoCARE® 30
Hickman-Katheter 67f., 73
High-grade-Karzinome 51f.
Hilfs-/Heilmittel **108**
Histologie 43, 47
HNPCC (Lynch-Syndrom) 34, **36ff.,** 50, 141, 145
Hülsenfrüchte 27f.

ICG-HNPCC 36
Immunsystem **23f.,** 68, 101, 142
Immuntherapie 11, 14, **56f.,** 65, 69, 97, 107, 142
Indexpatient 33f.
Insulinspiegel 18
Interleukin-2 23
Internet-Nutzung **125ff.**
Invasion (lokale Ausbreitung einer Tumorzelle) 21

Irinotecan 61, **62**
Irrigation 54

Kältebehandlung (Kryotherapie) **67,** 143
Kalzium 11, 28f., 76
Kalziummangel 17
Karnofsky-Leistungsindex **71f.,** 142
Karzinom, kolorektales 16, 18, 25, 28, 30f., 33f., 36, 39, 41, 43, 48, 59, 63, 103, 136, 143
Kathetersysteme **67f.**
Knochenmarksschädigung **78**
Koanalgetika 84f.
Kolonkarzinom
  – adjuvante Chemotherapie **57f.**
  – Nachsorgeempfehlungen 105
  – Operationsverfahren **48ff.**
Kolonkontrasteinlauf 42
Koloskopie ▶ Darmspiegelung
Kolostoma ▶ Darmausgang, künstlicher
Krankengeld **109f.**
Krebsdiäten 97, **101**
Krebstherapie
  – alternative **97ff.**
  – systemische **56** ▶ Chemotherapie ▶ Immuntherapie
Kunst-/Gestaltungstherapie 94f.

Laboruntersuchungen 42
Langerhans-Zellen 23
Laserablation **67**
Lebensqualität erhalten 14, 57, 75, **87ff.,** 144
Lebensverlängerung 14, 57
Leber 14, 19, 22, 35, 41f., 49, 57, 60, 64ff., 69, 82, 103, 139, 141, 143
Leistungsfähigkeit, mangelnde 41, 60, 80
Lunge 14, 19, 22, 41f., 49, 57, 60, 68, 103
Lymphknoten 14, 19, 23, 43, 47ff., 56ff., 143, 145
Lymphozyten 23, 144

Magen-Darm-Trakt 14ff.
Magnetresonanztomografie (MRT) 42, 69
Mangelernährung 19, 79, **80f.**
Mastdarm (Rektum) 15, 35, 144, 148
Mastdarmkarzinom 13, 16, 27, 42f., 48, 56
  – Operationsmethoden **50ff.**
Mastdarmuntersuchung 30, 42
Mayo-Regime 58
Mesorektum 48
Metastasen 14, 19, 21f., 41f., 47, 56f., **59ff.,** 82, 111, 144f., 148
Metastasierung 19, 22
Methionin 27
Migräne 82, 94
Mikrosatelliten 36f., 144
Milchprodukte 11, 27f.
Mineralstoffe 15, 100
Miss-Match-Reparaturgene 37, 144
Misteltherapie 97, **98,** 136
Mitomycin 62
Morbus Crohn 18, 33, 39
Morphin 84
MRT-Kolonografie 32

Nachsorgeuntersuchungen 14, 59, 145
Nachtschweiß 60
Neoagiogenese 60f.

Obst 11, 16f., **28f.,** 138
Obstipation ▶ Verstopfung
Olivenöl 17, 28
Omega-3-Fettsäuren 28
Onkogene **16f.,** 20f., 146
Operationsverfahren 19, **47ff.**
Opioide 84
Osteome 35
Oxaliplatin 61, **62**

Palliativmedizin **121,** 146
Pancolitis (Entzündung des gesamten Darms) 18

REGISTER

Paspertin 75
Patientenrechte **117ff.**
Patientenverfügung/Betreuungsrecht **122f.**
Peritonealkarzinose 66
▶ Bauchfell
Perkutan-Katheter 64
Pflanzenstoffe, sekundäre 28
Pflegestufen/Leistungen **113ff.**
Polypen 15, 32, 41, 43f., 53, 136, 139, 143, 147
Port 64, 73
Positronenemissionstomografie (PET) 42
Progressive Muskelrelaxation **94**
Proliferation (Wachstum der Tumorzelle) 21
Psychoonkologie **120f.,** 125
Psychotherapie 79, 82, 91
Pumpensystem, voll implantierbares 64

Radio-Chemotherapie **56,** 65, 69
Radiofrequenzablation (RFA) **67**
Rauchen 29, 77
Rehakur/Rehabilitation **110f., 121f.,** 137
Rektumkarzinom
 – adjuvante Chemo- und Strahlentherapie **58f.**
 – Nachsorgeempfehlungen 105
 – neoadjuvante Chemo- und Strahlentherapie **59**
Retardpräparate 85
Rezeptoren (Ankerplätze) 20
Rezidiv (Rückfall) 44, 48, 50, 57, 59, **103ff.,** 111, 149
RO-Resektion 48, 57f., 65, 103, 145, 149

Schadstoffe 20
Schilddrüsenkarzinom 35
Schleimhautentzündungen behandeln **77**
Schließmuskel (Musculus sphincter) 49, 51, 59, 149

Schlüssellochtechnik (bei Darmresektion) 55
Schmerzen 19, 73, 79, 82ff., 88
▶ Bauchschmerzen
Schmerzmedikamente **83ff.**
Schmerzpflaster **85**
Schmerztherapie, effektive **82ff.**
Schwäche, allgemeine 41
Schwerbehindertenausweis 115f.
Selen 28, 81, 100
Sigmoidoskopie (Teildarmspiegelung) **31,** 32, 149
Skelettsystem 19, 22, 64, 82f.
Sozialleistungen **107ff.**
Spannungskopfschmerz 82
Studien, klinische **24f.**
Stuhl (Faeces) **15f.**
Stuhluntersuchungen ▶ Test, Blut im Stuhl

Tegafur/Uracil 61
Teildarmspiegelung ▶ Sigmoidoskopie
Test, Blut im Stuhl 11, 13, 30
▶ Hämoccult-Test®
Therapie
 – orthomolare 97, **100**
 – supportive **73ff.**
 – zytoplasmatische 100
Therapieverfahren, interventionelle **66f.**
Thermotherapie, Laserinduzierte 67
Thymidin 61
Thymuspräparate 97, **99**
T-Lymphozyten 99
TME (Totale Mesorektale Exzision) 51, 58, 150
TNM-Klassifikation 14, **47f.,** 57ff., 150
Transformation, maligne 20
Triglyzeride 18
Tumorantigene 23
Tumore, maligne, Entstehung 19
Tumormarker 42, 44f., 104, 138, 145, 150

Tumorparameter
 – evaluierbare **71ff.**
 – messbare **69f.**
Tumorstadien **103ff.**
Tumorsuppressorgene **16,** 20, 34, 150
Tumorzellen
 – intelligente 19
 – schlafende 22f., 56

Übelkeit 68, 73, **74f.,** 88, 137
Übergewicht 11, 17f., 29
UICC (Union international Contre le Cancre) 48, 50, 58, 150
Untergewicht 73
Uraciltorafur (UFT) 62

VEGF (vaskulärer endothelialer Wachstumsfaktor) 22, 62, 145
Verankerungsmoleküle (Adhäsionsmoleküle) 22
Verdauungsorgane, Aufbau und Funktion **14ff.**
Verhaltenstherapie **95**
Verstopfung (Obstipation) 16, 41, 146
Viren 20, 23, 39, 137
Vitamin B6 27, 39 ▶ Folsäure
Vitamin C 17, 100
Vitamin E 17
Vitamine 15, 17, 28, 81, 97, 100, 136, 139, 151
Vollkornprodukte 11, 27f.
Vorsorgeuntersuchungen 11, **30ff.**

WHO-3-Stufen-Schema zur Schmerzbekämpfung **83ff.**
WHO-Einteilung (Leistungsindex) 72

Zink 28, 81, 100
Zweittumor 59
Zwölffingerdarm (Duodenum) 15, 139
Zytostatika 56, 60ff., 73ff., 151

Über dieses Buch/Impressum

Bildnachweis
Corbis Stockmarket, Düsseldorf: 40 (Michael Keller); Firmhofer Ingrid, München: 5, 6, 8, 46, 53, 102; Gettyimages, München: 2 (Taxi/Peter Gridley); Grundmann, Allgemeine Pathologie, 2004: 22; Fa. Hoffmann La Roche: 21; Prof. E.-D. Kreuser/K. Würdinger, Klinik für internistische Hämatologie und Onkologie, Krankenhaus Barmherzige Brüder, Regensburg: (34, 41, 43o. 43u., 60m., 62, 67, 71m., 79, 80, 92, 94, 95); Jump, Hamburg: 96 (K. Vey); lizenzfrei: U1 (Gettyimages/Photodisc), 12 (Gettyimages/Stockdisc), 19 (Gettyimages/Photodisc), 86 (Gettyimages/Photodisc/Keith Brofski), 93 (Gettyimages/Digital Vision); Mauritius-Bildagentur, Mittenwald: 26 (Upper Cut); Medizin Forum Aktuell, Urban & Vogel: 61; Superbild, München: 81 (B.S.I.P), 99 (TongRo), 106 (Phanie); Südwest Verlag, München: 15 (Marlene Gemke), 29 (Antje Plewinski), 100 (S. Sperl), 124 (Peter v. Felbert/Anne Eickenberg)
Weitere Bildangaben: siehe Danksagung S. 154f.

Hinweis
Die Ratschläge in diesem Buch sind von Autoren und Verlag sorgfältig erwogen und geprüft; dennoch kann eine Garantie nicht übernommen werden. Eine Haftung der Autoren bzw. des Verlags und dessen Beauftragten für Personen-, Sach- und Vermögensschäden ist ausgeschlossen.

Impressum
© 2006 by Südwest Verlag, einem Unternehmen der Verlagsgruppe Random House GmbH, 81673 München
Alle Rechte vorbehalten. Vollständige oder auszugsweise Reproduktion, gleich welcher Form (Fotokopie, Mikrofilm, elektronische Datenverarbeitung oder durch andere Verfahren), Vervielfältigung, Weitergabe von Vervielfältigungen nur mit schriftlicher Genehmigung des Verlags.

Projektleitung
Dr. Harald Kämmerer

Korrektorat
Susanne Langer

Herstellung
Reinhard Soll

Bildredaktion
Tanja Nerger

Umschlaggestaltung
R.M.E Eschlbeck/
Kreuzer/Botzenhardt

Druck
Alcione, Trento

Printed in Italy

ISBN-10
3-517-06998-1

ISBN-13
978-3-517-06998-2

9817 2635 4453 6271

Weitere Gesundheitsbücher bei Südwest:

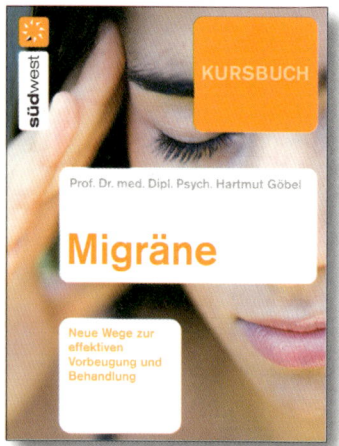

ISBN-10: 3-517-06674-5
ISBN-13: 978-3-517-06674-5

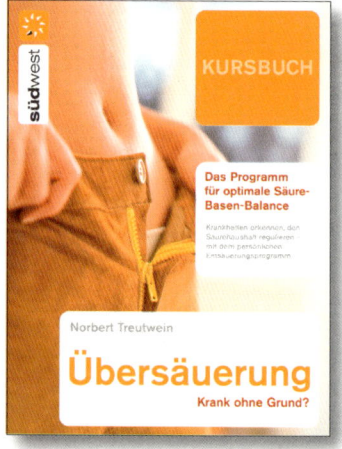

ISBN-10: 3-517-01857-0
ISBN-13: 978-3-517-01857-7

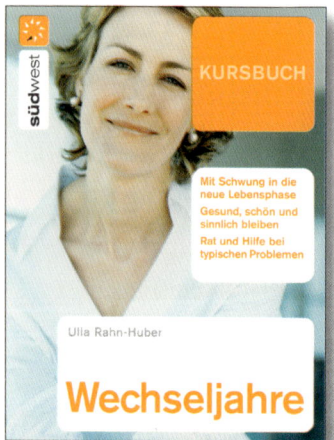

ISBN-10: 3-517-06399-1
ISBN-13: 978-3-517-06399-7

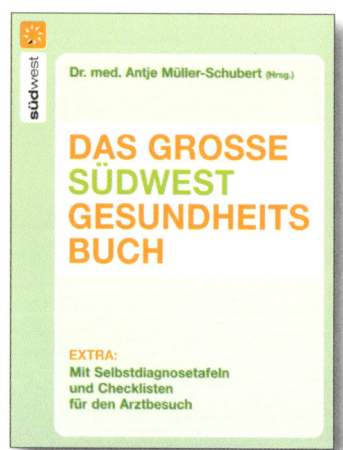

ISBN-10: 3-517-06969-8
ISBN-13: 978-3-517-06969-2